¡Estoy Embarazada! ¿Qué hago?

Dr. Francesco Contarin

ISBN-10: 149609414X
ISBN-13: 978-1496094148

DEDICATORIA

Este libro está dedicado a:

Mis Padres

CONTENIDO

AGRADECIMIENTO

Mi más sincero agradecimiento a todas mis pacientes durante los venticinco años que llevo laborando como médico, gran parte de lo que aprendí y realicé fue debido a que pusieron sus esperanzas en mí. Al ponerse en mis manos me estimularon a estudiar, a aprender más y a buscar los adelantos médicos y tecnológicos para poder ayudarlos.

ADVERTENCIA

Esta obra fué creada para ser utilizada como una guía y una ayuda a la mujer embarazada en lo que respecta a la salud durante la gestación, cómo debe ser su control prenatal, su alimentación y los diversos estudios que debe realizarse. Como la medicina es una ciencia cambiante y cada día aparecen nuevos avances puede que para el momento que Usted lea este libro algunos protocolos hayan cambiado, por tal motivo:

DE EXISTIR CUALQUIER DISCREPANCIA O DUDA ENTRE LO PLANTEADO EN ESTE LIBRO Y LO QUE DIGA SU MEDICO, USTED DEBERÁ TOMAR COMO CIERTO LO QUE INDIQUE SU MEDICO TRATANTE.

Esta obra está dividida en capítulos y por semanas de gestación. La consulta prenatal aparece en cada una de las 40 semanas de manera que Usted pueda saber cuáles son exámenes médicos que se solicitan y tener una guía de cómo sería la consulta de cada semana en particular ya que ésta puede variar según la su edad, paridad, patologías de base, etc.. Dependiendo de los protocolos sanitarios de cada país el número de consultas prenatales pueden variar.

PROLOGO

¿Porqué otro libro para las pacientes embarazadas?

Muchas razones me motivaron a escribir este libro. Voy a enumerarles las que tienen más peso.

Hay mucha literatura en internet y en librerías especializadas y sin embargo las pacientes embarazadas y sus parejas repiten las mismas preguntas en la consulta (aún en pacientes en su 2do., o 3er embarazo).

Ya estamos en el siglo 21 y, ¿Sabía Usted amiga lectora o amigo lector que hasta finales del siglo 19 y ya entrado el siglo 20 los familiares y amigos de las pacientes embarazadas que decidían parir en hospitales se despedían como si fuera la última vez que la verían con vida? ¿Sabía Usted que hasta la mitad de esas embarazadas morían y frecuentemente también sus bebés? En esa época era común la expresión: "Murió de parto", obviamente la paciente no moría directamente por el parto, pero sí de temidas complicaciones como el sangrado, hemorragia e infecciones, por citar las más graves. Gracias a Dios que esos tiempos pasaron a la historia, debido principalmente al descubrimiento de los antibióticos, las transfusiones, aparición de nuevas tecnologías y mejoras en los procedimientos anestésicos.

La mayoría de los libros y revistas que hablan del cuidado prenatal sólo se enfocan en lo bonito que es el embarazo (lo cual es cierto) pero no explican o lo hacen muy básicamente las consecuencias de un mal control prenatal. El embarazo es un proceso fisiológico es decir normal, pero (siempre hay un pero) existen lo que llamamos embarazos de alto riesgo, y de nuevo usted se preguntará: ¿Alto riesgo de que?, la respuesta es simple y no le va a gustar: Alto Riesgo desde tener una complicación menor como un niño sano pero con bajo peso al nacer o incluso hasta la muerte de la madre y el feto. Así que mi consejo es que hagan **todo** lo que su obstetra les indique. Espero que disfruten este libro tanto como disfruté al escribirlo.

INTRODUCCION

¡Felicidades!

Si está leyendo este libro es muy probable que esté embarazada o piense estarlo en un futuro próximo.

Preparación al embarazo

Si estás tratando de quedar embarazada, hay algunas cosas que hay que tomar en consideración, como dejar de fumar (si lo deja de por vida mejor), tomar ácido fólico desde un mes antes como mínimo (una tableta de 5 mgs al día es suficiente), realizarse un examen dental, y solicitar un chequeo médico. En esta etapa lo más importante es consultar a tu médico para obtener más información acerca de lo que debes hacer cuando estás tratando de concebir.

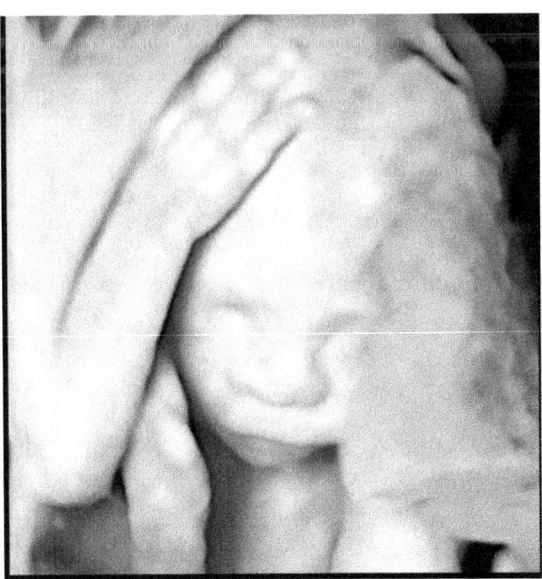

Figura 1: Imagen de un Bebé de 27 semanas en 3D HDlive

¿CÓMO SABER CUANDO NACERA TU BEBE?

¡Si sabemos cuándo fue tu última menstruación es más fácil! La primera semana de embarazo comienza con tu última menstruación. Usted dirá: ¿Cómo va a ser posible, si tengo la menstruación? Bueno aunque todavía no se ha producido la concepción (se produce aproximadamente entre los días 13 y 15 del ciclo si es un ciclo de 28 días), en esta semana se inicia la cuenta de las 40 semanas de tu embarazo.

¿Porqué los médicos estamos empeñados en decirle a la embarazada que con la primera falta menstrual ya tiene 4 semanas?

Es una historia larga, pero digamos que hay un consenso mundial entre los obstetras, ya que, antes de que existiera la tecnología (Ecosonografía, Doppler, Recuento de hormonas, etc) sólo se contaba con la clínica que no es más que los síntomas y los signos que podíamos preguntarle a la paciente o ver al examen físico, por esta razón se tomaron como referencia los 280 días que dura un embarazo humano, es decir 10 meses lunares ya que la última regla era "fácil" de recordar por las pacientes. Ahora, en el siglo 21 está sobre el tapete de nuevo en el gremio obstétrico este problema debido a que otras ciencias como la Embriología, (por citar una), la cual estudia al embrión desde el momento de la concepción preconiza que a los 7 días de la concepción se cumpliría la semana uno es decir que hay una especie de confusión cuando se estudia ecosonografía, citemos por ejemplo el corazón fetal podemos observar su latido vía ecográfica a las 6 semanas por fecha de última regla (es decir 4 semanas postconcepcional o embriológicamente hablando).

Bueno para no confundirte más, es bueno que saques tu cuenta con los 280 días o 10 meses lunares o 40 semanas (es decir al día de tu falta menstrual le sumas 280 días y la fecha que resulte será el día aproximado del nacimiento de tu bebé). Es importante visitar a tu obstetra para una consulta prenatal ya que estás planeando quedar embarazada. Hay una serie de cosas que puedes tener en cuenta para aumentar tus posibilidades para quedar embarazada y mantener un embarazo exitoso y saludable. Tu obstetra te proporcionará la orientación sobre una serie de temas, incluyendo la fertilidad, problemas genéticos de salud, seguridad de los medicamentos, y salud durante el embarazo.

CAPITULO 1
SEMANAS: 1 A 4

En la primera semana comienza tu primer día menstrual y los cambios hormonales que ocurren todos los ciclos de tu vida fértil, con estos cambios tu cuerpo se prepara lentamente hacia el día de la ovulación el cual sucede aproximadamente entre el día 13 y 15 (si tus ciclos son de 28 días) y un poco antes o después dependiendo si tus ciclos son más cortos o largos respectivamente.

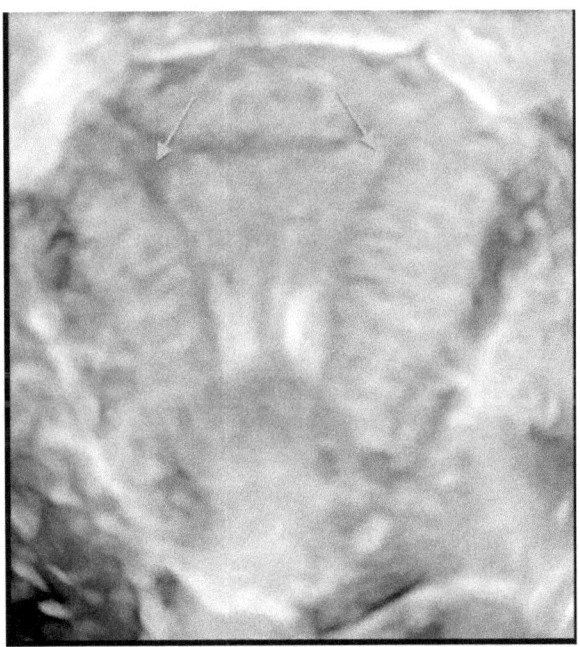

Figura 2. Reconstrucción 3D de un Utero donde se aprecian los ostiums o entradas a las trompas de Falopio (Flechas)

DIA 1 al 7 o COMIENZO DE LA PRIMERA SEMANA

En este momento comienza tu nuevo ciclo menstrual, tu endometrio empieza a engrosarse lenta y paulatinamente y en tus ovarios los folículos comienzan a crecer.

DIA 8 al 14 o SEGUNDA SEMANA

Al final de esta semana se producirá la ovulación con un aumento brusco de la hormona leteinizante y el óvulo liberado (con muy poca frecuencia pueden liberarse 2 o hasta 3 óvulos) entra a la trompa de Falopio, el lugar de donde se liberó el óvulo se llama ahora cuerpo lúteo y éste va a formar las hormonas para preparar el endometrio para la implantación es decir el lugar dentro del útero donde se encajará y crecerá el embrión. (Si sucede fuera del útero se llama Embarazo ectópico y es una condición grave que puede poner en peligro la vida materna).

CAMBIOS MATERNOS:

Algunas mujeres (un 25% de ellas), durante la ovulación notan dolor pélvico debido a la irritación del líquido o la sangre segregados cuando se rompe el folículo en el ovario para liberar el ovocito. La vagina también puede estar más lubricada debido al aumento del moco cervical en la ovulación.

CONSULTA PRENATAL:

Toda mujer que desee embarazarse debería haberse hecho una revisión médica y ginecológica previamente. En la revisión ginecológica se incluye una citología o Papanicolau (para diagnosticar lesiones premalignas o malignas del cuello del útero), una ecografía ginecológica (para evaluar el utero y los ovarios) y una mamografía en caso de ser mayor de 40 años o a partir de los 30 años si se tienen antecedentes de cáncer de mama (madre o hermana). En la revisión médica debe incluirse una exploración general acompañada de análisis de sangre y orina.

En el caso de sufrir alguna enfermedad como diabetes, hipertensión, lupus, epilepsia, hipo o hipertiroidismo, cáncer o cualquier patología que requiera tratamiento médico, debes consultar al especialista de tus deseos de gestación por si existe alguna contraindicación o es necesario cambiar el tipo o las dosis de la medicación que estás tomando.

Si estás utilizando algún método anticonceptivo con hormonas como la píldora, el parche semanal o el anillo mensual, lo ideal es que lo suspendas un par de meses antes de quedar embarazada y tengas dos menstruaciones normales antes del embarazo. Si estás usando un dispositivo intrauterino debes acudir a tu ginecólogo para que lo retire. Durante estos meses puedes utilizar preservativo. Si por el contrario, quedas embarazada inmediatamente después de suspender estos métodos, será más difícil calcular la fecha de la concepción.

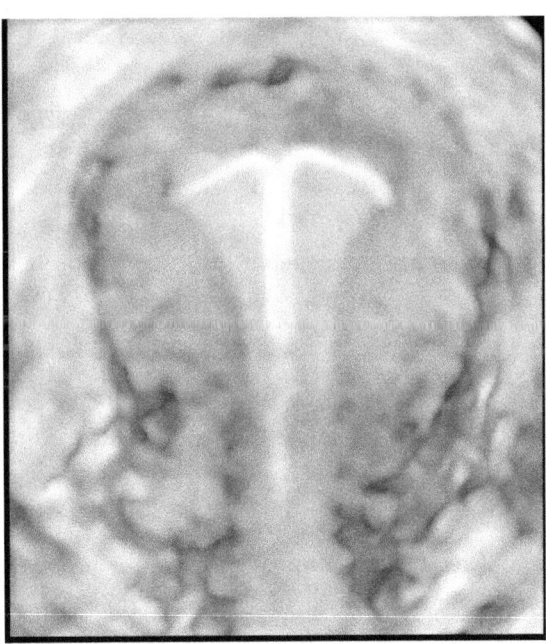

Figura 3: Eco 3D del utero. Se aprecia Dispositivo intrauterino (T) en correcta posición.

Se recomienda la ingesta mínima de 400 microgramos de ácido fólico al día desde antes del embarazo para prevenir defectos del tubo neural, ya que éste se cierra en las primeras semanas tras la concepción. Además, el ácido fólico tomado antes del embarazo, disminuye el riesgo de aborto. Luego, deberás continuar con el ácido fólico durante todo el embarazo. Asimismo, se recomienda la ingesta de yodo (200 microgramos al día) desde que estás planificando quedar embarazada y durante toda la gestación, sin embargo el Yodo disponible en la dieta diaria cubre este requerimiento sin problemas. La administración del yodo es necesaria para evitar retrasos neurológicos en tu hijo y favorecer el desarrollo cerebral desde el primer momento de la gestación.

DIA 15 al 21 o TERCERA SEMANA

Si tienes relaciones es esa ventana de tiempo entre el día 13 y 15 del ciclo (en ciclos de 28 días), tienes probabilidades de embarazarte. Los espermatozoides eyaculados y depositados en el fondo de la vagina (entre 200 y 300 millones de ellos) lucharán por llegar al óvulo que está en la trompa y fecundarlo (donde casi siempre entra uno solo, si entran 2 se produce un embarazo gemelar). Esto es lo que se llama fecundación, formando el cigoto el cual rápidamente se divide y se llama blastocisto el cual va desplazándose de la trompa hacia el útero donde se producirá la implantación.

CAMBIOS MATERNOS:

Algunas mujeres tienen una pequeña hemorragia en el momento de la implantación. Aunque suele ser de escasa cantidad, algunas veces se confunde con una menstruación.

Todavía es pronto para notar un aumento en el tamaño de los senos aunque algunas mujeres refieren sensibilidad mamaria aumentada. De igual forma, puede aparecer cansancio, irritabilidad, cambios en el estado de ánimo y náuseas.

CAMBIOS EMBRIO-FETALES:

En la tercera semana de embarazo el embrión es sólo un grupo de células que se están multiplicando muy rápidamente. Tras la fecundación del ovocito por el espermatozoide, se fusionan los dos núcleos aportando cada uno 23 cromosomas con la dotación genética de ambos. Por tanto, tu hijo tendrá un total de 46 cromosomas con una información en ellos tuya y de tu pareja. Es importante que sepas que desde el momento de la fecundación, ya está establecido el sexo de tu futuro bebé, y éste viene determinado por el tipo de espermatozoide que fecunde el ovocito. Si tiene un cromosoma Y será un niño y si el cromosoma es X, una niña.

Al grupo de células en contínua multiplicación se le llama cigoto. De cigoto pasa a denominarse blastómero, luego mórula y posteriormente blastocisto. El blastocisto llega de la trompa de falopio a la cavidad uterina y se implanta en la pared del útero una semana después de haberse producido la fecundación y pasará a denominarse embríon hasta cumplidas las 8 semanas.

LA CONSULTA PRENATAL:

Han pasado pocos días apenas de la posible fecundación, el test de embarazo en orina aún es no concluyente. El hecho de que a estas alturas salga negativo no significa que no puedas estar embarazada, sino que tal vez es demasiado pronto para detectarse con el test de orina o que la fecundación se haya producido un poco más tarde.

Con la ecografía también es demasiado pronto para detectarse cualquier signo de embarazo.

DIA 22 al 28 o CUARTA SEMANA

El Blastocisto ya está implantado en algún lugar de tu endometrio y comienza la reacción decidual que es una especie de engrosamiento esponjoso. Ahora el blastocisto se llama embrión y comienza la producción de hormonas las cuales van a ser detectadas en los test de embarazo en sangre a partir del día 33 aproximadamente.

CAMBIOS MATERNOS:

Es al final de esta semana cuando te tendría que venir tu menstruación. Por eso, su ausencia será lo que confirme tus sospechas. Junto con la ausencia de la menstruación, notarás cierto dolor pélvico como si te fuese a bajar la regla. Puedes percibir el abdomen un poco hinchado aunque el útero aún no ha aumentado de tamaño. También puedes notar mayor tensión mamaria, así como aumento en su volumen. Algunas gestantes ya manifiestan náuseas y cansancio.

CAMBIOS EMBRIO-FETALES:

Durante la semana 4 de embarazo el embrión, ya implantado en el útero, tiene un tamaño de entre 0,36 a 1 mm de longitud. El grupo de células empieza a diferenciarse en tres láminas u hojas, que darán lugar a los futuros órganos: ectodermo, endodermo y mesodermo.

Es el llamado disco trilaminar. El ectodermo dará lugar al sistema nervioso central, el endodermo al tracto gastrointestinal, páncreas, hígado y tiroides; y el mesodermo a los huesos, músculos y sistema sanguíneo. Se está formando la cavidad amniótica y en su interior el líquido amniótico. La placenta también se está empezando a formar y en estadios precoces se llama trofoblasto que es la encargada de llevar el oxígeno y los nutrientes de la madre al hijo.

LA CONSULTA PRENATAL:

El test de embarazo, en la mayoría de los casos, es positivo, incluso antes de comprobar la ausencia de la menstruación. El test detecta la presencia en orina de la hormona gonadotropina coriónica humana (HCG) que se segrega desde el inicio de la gestación. En las gestantes con ciclos irregulares (reglas cada más de 40 días) puede ser negativo en la cuarta semana. La ecografía muestra el endometrio (las paredes del útero) más engrosadas pero es casi imposible visualizar el saco gestacional.

EN QUÉ MOMENTO ERES MÁS FERTIL?

El momento de mayor fertilidad y por lo tanto con mayores probabilidades de concebir es la época de la ovulación. Esto suele ocurrir aproximadamente 14 días antes del inicio de tu próximo período menstrual. Los tests de predicción de la ovulación consisten en la detección del aumento de la hormona luteinizante (LH), y se encuentran fácilmente en las farmacias.

Otra forma de predecir la ovulación es tomar una lectura diaria de la temperatura. Tu temperatura corporal por lo general se incrementa en alrededor de un grado durante la ovulación.

LA CONCEPCIÓN

Si tuviste relaciones sexuales o fuiste sometida a una inseminación intrauterina durante la ovulación, la concepción puede haber ocurrido. Esto significa que un espermatozoide ascendió a través del cuello del útero y la trompa de Falopio, donde se unió al óvulo que fue liberado por el ovario anteriormente. El momento exacto de la concepción no se conoce. El espermatozoide puede permanecer activo durante varios días.

LA IMPLANTACIÓN

El embrión se ha implantado en el útero el cual estaba preparado para recibirlo creando lo que se llama una reacción decidual que no es más que un engrosamiento del endometrio (la capa interna del útero que se descama y expulsas en cada menstruación normalmente) y comienza a producir hormonas que inducen cambios fisiológicos en el útero y en tu cuerpo. La implantación puede estar asociada a una pequeña cantidad de sangrado vaginal llamado manchado (algunas pacientes la llaman la entrada de mes). Consulta a tu obstetra si observas este sangrado, de modo que él puede determinar si hay que tomar algún tipo de medida.

COMIENZA LA PRODUCCIÓN DE HORMONAS

La hormona del embarazo llamada gonadotrofina coriónica humana se está empezando a producir e informa a tu cuerpo que no libere más óvulos. Esta hormona puede ayudar a promover la tolerancia inmunológica durante el embarazo y mantener los niveles de progesterona y así indirectamente, contribuir a algunos de los síntomas relacionados con el embarazo, uno de los primeros es el aumento del sentido del olfato, muchas mujeres notan un mayor sentido del olfato durante las primeras semanas del embarazo.

Definitivamente es muy importante consumir **Acido Fólico** no sólo durante el embarazo, sino antes de salir embarazada o comenzar a buscar bebe, porque se reduce el riesgo de malformaciones del sistema nervioso como la Espina Bífida y el **Mielomeningocele**. (No me canso de repetirlo). Se recomienda consumirlo en los primeros tres meses del embarazo, momento a partir del cual se puede recibir en menores dosis acompañando a suplementos de hierro, vitaminas y minerales. Las dosis recomendadas durante el primer trimestre del embarazo son de 4 miligramos diario para prevenir las enfermedades mencionadas pero si la paciente ya tuvo el antecedente de estas patologías en embarazos anteriores se recomienda que consuma 5 miligramos diarios como mínimo.

CONCLUSIÓN

Aunque aún no lo sabes ya el embrión está llegando a su segunda semana (post concepcional) y no te diste cuenta de nada, llega tu día 29 del ciclo y ¡SORPRESA!, no ves menstruación. No debes desesperarte y salir corriendo a la farmacia o ir a un laboratorio clínico y hacerte una prueba de embarazo ya que perderías tu tiempo. Estas pruebas se hacen positivas entre el 3er y 4to día de retraso menstrual para la prueba en sangre y entre los 7 y 8 días para la prueba en orina. Este es un buen momento para llamar a tu obstetra y concertar una cita y preferiblemente acudir después de la sexta semana.

NOTAS

_____
_____
_____
_____
_____
_____
_____

Mi primera Foto

CAPITULO 2
SEMANAS: 5 A 8

COMIENZAS A TENER SINTOMAS

En esta etapa, puedes comenzar a notar algunos síntomas relacionados con el embarazo, como náuseas, fatiga, aumento de la frecuencia urinaria, hinchazón, cambios de humor, antojos y sensibilidad en los senos. Estos síntomas se deben, en parte, a los cambios en los niveles de estrógenos, gonadotrofina coriónica y progesterona. Algunas mujeres experimentan estos síntomas durante un corto tiempo, algunas tienen la suerte que no los experimentan en absoluto, y otras pueden experimentar estos síntomas durante toda la duración del embarazo, incluso hay pacientes que tienen síntomas en su segundo embarazo que no tuvieron en el primero o viceversa.

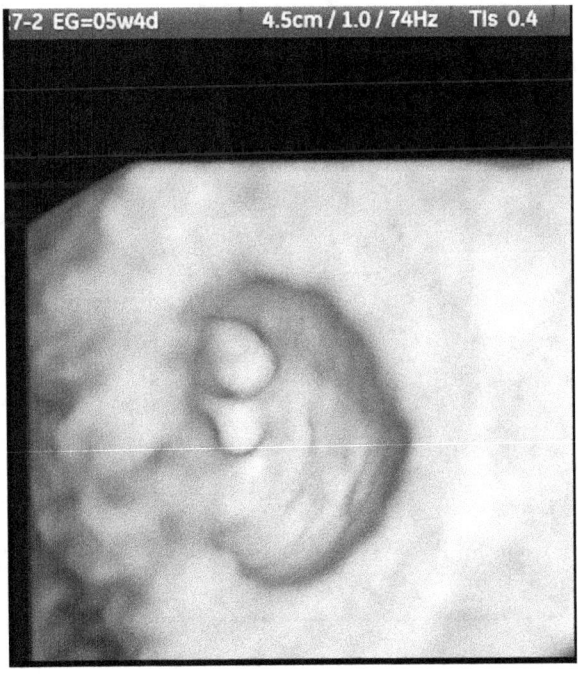

Figura 4: Eco 3D. Gestación de 5 semanas y 4 dias.

LA QUINTA SEMANA

Como vimos al final del capítulo anterior ya tuviste un retraso en tu menstruación. Si la prueba de embarazo se realiza durante la semana 5, la mayoría de las mujeres embarazadas (más del 90%) obtendrán un resultado positivo en una prueba de embarazo casera. Si la prueba es negativa, puedes realizar la prueba otra vez en pocos días. Habla con tu obstetra si no estás segura acerca de los resultados de las pruebas caseras de embarazo. En este momento el embrión mide menos de 2 mm y escapa a la resolución de la mayoría de las ecografos, detectándose solo con equipos de última generación. El corazón embrionario comienza a formarse y dividirse aunque no podemos verlo aún.

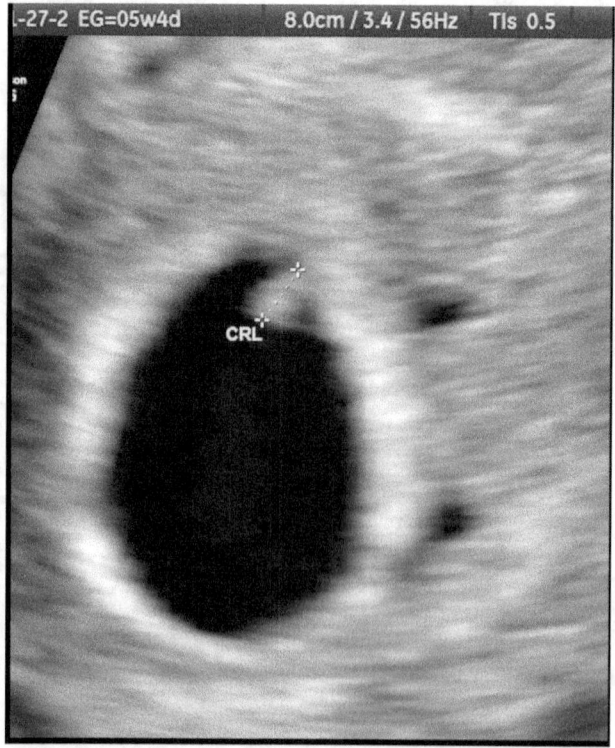

Figura 5: Eco 2D. (Mismo caso de la Figura 4)

CAMBIOS MATERNOS:

Todavía no percibirás grandes cambios en tu figura aunque ya sepas que estás embarazada puesto que la ausencia de menstruación y el test de embarazo así lo confirman. El primer síntoma que tendrás son las náuseas. Las náuseas suelen aparecer por la mañana y algunas veces se acompañan de vómitos y arcadas. Hay gestantes que tienen náuseas durante todo el día, comenzando por la mañana e incrementándose a lo largo del día. Algunos remedios caseros para paliarlas son comer varias veces al día pequeñas cantidades de galletas saladas, corteza de pan, maní o palomitas de maíz, así como beber a lo largo del día bebidas con cola, Gatorade®, limón o naranja a pequeños sorbitos. Sería bueno que tomases el desayuno en la cama antes de levantarte.

De todas formas, cada embarazada tiene su alimento ideal; para disminuir las náuseas y muchas veces ninguno resulta efectivo. Afortunadamente, las náuseas son temporales y desaparecen al final del primer trimestre. Otro síntoma que notarás será que orinas con mucha frecuencia, y esto se mantendrá hasta el momento del parto debido a la presión del útero sobre le vejiga. El volumen de tus senos estará aumentando. Notarás mayor tensión mamaria, que a veces puede resultar doloroso. Aparecen pequeñas glándulas alrededor del pezón, así como un aumento de la coloración de la areola mamaria. Te encontrarás más cansada y con ganas de irte a dormir antes de tu hora habitual. Esto se mantendrá durante todo el embarazo.

La aversión por algunas comidas u olores que antes soportabas suele ser frecuente. Algunas embarazadas perciben al principio de la gestación un sabor metálico en la boca. El dolor en el bajo vientre y la sensación como si fuese a bajar la menstruación persiste en esta semana.

CAMBIOS EMBRIO-FETALES:

A lo largo de la semana 5 de embarazo el embrión así llamado hasta la semana 10 en que empieza a considerarse un feto por (fecha de ultima regla u 8 post fecundación), mide 0,25 mm de longitud. El esqueleto del embrión se está empezando a formar. El desarrollo de los músculos, huesos, sistema nervioso y corazón está teniendo lugar aunque aún sea imperceptible por los métodos diagnósticos disponibles.

LA CONSULTA PRENATAL:

El test de embarazo casi con toda seguridad es positivo, salvo en raras situaciones de reglas muy irregulares cada dos o tres meses. Esta prueba la puedes comprar en la farmacia y es fácil de usar. Existen diferente tipos de pruebas de embarazo: las que se recoge la orina en un vaso y se hunde un palillo dentro, o las que se coloca el palillo directamente en el chorro de orina. La mejores son las que detectan pequeñas cantidades de la hormona HCG (entre 15 y 30 HCG) y en la farmacia te pueden asesorar. Si salen dos rayas rojas es que estás embarazada. Si sólo sale una raya roja no hay embarazo. Si sale una raya muy roja y otra levemente roja es que el embarazo es muy incipiente. Debes saber, que a veces sale el test negativo (una sola raya roja) y eso no quiere decir que no estés embarazada, sino que aún es pronto para objetivarse. Espera una semana más, y; si no has tenido la regla, vuelve a repetirte la prueba.

Otra opción es realizarse la prueba de embarazo mediante un análisis de sangre que te dará el resultado el mismo día. En dicha analítica se determina los niveles de la fracción beta de la hormona gonadotropina coriónica (HCG) llamada prueba cuantitativa. Aunque todavía es un poco pronto, muchas mujeres, ante la ausencia de menstruación y la prueba de embarazo positiva, piden cita con el ginecólogo para empezar a controlarse el embarazo. En caso de padecer la gestante alguna enfermedad (diabetes, hipertensión, cardiopatías, etc.), debe comunicarse el embarazo al especialista oportuno para determinar si es necesario modificar la medicación que la paciente estuviese tomando en ese momento.

La ecografía bidimensional en la semana 5 muestra una pequeña vesícula gestacional de forma circular con los bordes blancos brillantes y el interior negro. Aunque aún no se visualiza el embrión, podemos determinar si la gestación está dentro o fuera del útero (descarte de embarazo ectópico) y si es un embarazo único o múltiple (según el número de vesículas).

LA SEXTA SEMANA

Ya se aprecia un embrión con actividad cardíaca.

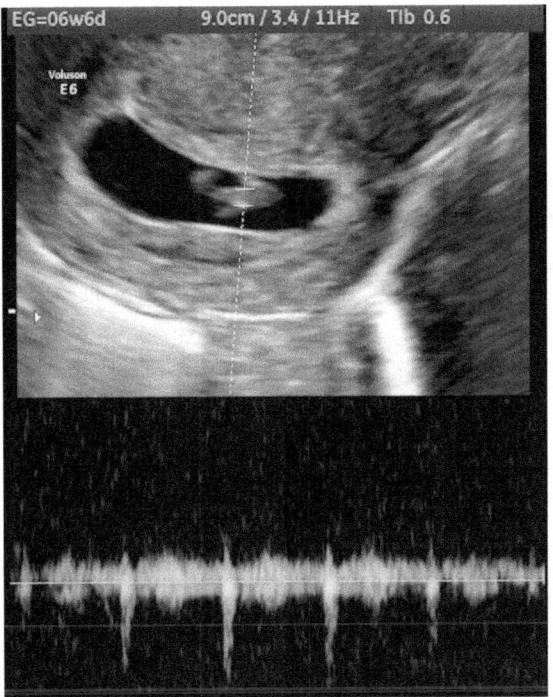

Figura 6. Eco Doppler. Embarazo de 6 semanas + 6 dias

Se aprecia registro de la actividad cardíaca.

CAMBIOS MATERNOS:

Probablemente durante la semana 6 de embarazo, no notes aún un aumento de peso significativo. Al contrario, a estas alturas del embarazo, debido a las náuseas, vómitos y al apetito disminuido se suele perder algo de peso.

Si es el primer embarazo tu abdomen no habrá experimentado variaciones. Sin embargo, si ya has estado embarazada previamente, puedes notar que los pantalones o faldas te quedan estrechos y el abdomen y los muslos están más hinchados de lo habitual.

El pecho cada vez lo notarás de mayor tamaño y mucho más sensible. La areola mamaria irá oscureciéndose cada vez más y existen pacientes que desde el comienzo de la gestación segregan leche por los pezones.

Las micciones siguen siendo muy frecuentes. Algunas mujeres refieren aumento del flujo vaginal desde el primer momento y una sensación de humedad continua, que confunden con un posible sangrado. No es conveniente que te obsesiones y estés constantemente mirándote.

En la sexta semana de embarazo pueden comenzar los ardores o una sensación de quemazón en el estómago. Es el reflujo gastroesofágico. Este es debido al paso de jugos gástricos muy ácidos desde el duodeno y estómago hasta el esófago, causado por la compresión del estómago por el útero y el enlentecimiento del movimiento del intestino propios del embarazo. El reflujo gastroesofágico va aumentando a lo largo de la gestación, conforme lo va haciendo el tamaño del útero. Lo mejor es evitar comidas picantes o muy condimentadas y procurar no hacer comidas muy abundantes. Es preferible hacer varias comidas al día de escasa cantidad. Si los síntomas son importantes, consulta a tu médico que te recomendará tomar algún fármaco antiácido con hidróxido de aluminio, trisilicato de magnesio, famotidina o ranitidina. Lo idóneo es tomarlos de forma profiláctica, es decir; antes de que aparezcan los ardores.

CAMBIOS EMBRIO-FETALES:

Ya el embrión tiene un largo de 5 mm aproximadamente y con equipos de ecografía de última generación, de alta resolución y vía transvaginal podemos observar latido cardíaco de 100 por minuto aproximadamente. Esta medida es la longitud desde el polo cefálico (cabeza) hasta el polo caudal (el final de la columna vertebral). Por eso a esta medida se le llama LCC en español (longitud craneocaudal) o CRL en inglés (Crown-to rump length). Esta medida es la más utilizada para medir al embrión obviando la distancia hasta los pies ya que las piernas generalmente están dobladas y sesgan la longitud real. El corazón ya está latiendo y se puede apreciar con la ecografía como mencioné anteriormente. Los ojos se están formando así como el primer vestigio cerebral (el romboencéfalo). El tubo neural se está cerrando y empiezan a aparecer las raíces de los miembros inferiores. Este es el comienzo del periodo embrionario, donde se produce la formación de la mayoría de los órganos (organogénesis), y por tanto donde existe mayor riesgo de malformaciones.

LA CONSULTA PRENATAL:

Esta es la semana en la que casi siempre se hace la primera visita médica al obstetra. En ella, básicamente, se abre una historia clínica del embarazo, recogiendo los antecedentes médicos personales y familiares, así como la historia obstétrica previa preguntándote por embarazos y partos previos (partos vaginales normales, fórceps o cesáreas), la existencia de abortos o embarazos ectópicos. Te preguntarán también por los hábitos tóxicos (alcohol, tabaco u otras drogas) y por posibles alergias a medicamentos. Es el momento también de que expongas al especialista la existencia de enfermedades hereditarias o malformaciones en la familia tanto materna como paterna.

En la consulta se te tomará la tensión y se te pesará. Esto se repetirá cada vez que acudas a la consulta. Lo apropiado es ganar entre uno y un kilo y medio por mes (de 9 a 12 kilos en toda la gestación). El incremento excesivo de peso es perjudicial tanto para ti como para tu hijo pues aumenta el riesgo de diabetes gestacional, hipertensión y de cesárea en el momento del parto.

LA SÉPTIMA SEMANA

La longitud del embrión es de un cm, aproximadamente. Comienzan a verse los esbozos de los miembros aunque aún tienen forma de bultos y una pequeña protuberancia o cola, la cual desaparecerá más adelante.

CAMBIOS MATERNOS:

Durante la semana 7 de embarazo, sigues nauseosa, cansada y con sensación de hinchazón abdominal. Estás también más sensible y lloras con facilidad ante cualquier comentario o situación un poco triste o emotiva. Puedes tener también más jaquecas. Esto se debe fundamentalmente al aumento de la progesterona.

Aunque es un poco pronto, muchas gestantes refieren estreñimiento desde el principio de la gestación. Esto es debido a que el movimiento de las asas intestinales se enlentece. A veces se acompaña de hemorroides que sangran de forma regular. Para evitar el estreñimiento, debes procurar comer alimentos ricos en fibra (espárragos, ciruelas, naranjas, salvado de trigo, etc.) así como aumentar los líquidos de la dieta. La realización de un ejercicio de forma habitual, ayudará también a regular tu tránsito intestinal.

CAMBIOS EMBRIO-FETALES:

En la semana 7 de embarazo el embrión está creciendo muy rápidamente. Tanto es así que al principio de esta semana mide unos 4 a 5 mm y al final de la misma ha multiplicado por dos su longitud teniendo un LCC de 1,1 centímetros.

Están empezando a aparecer los vestigios de las piernas y los brazos en forma de cuatro pequeños apéndices microscópicos. El embrión sigue teniendo una cabeza muy grande (en comparación con el resto del cuerpo) y una extremidad opuesta en forma de pequeña cola curvada.

El corazón se ha dividido en dos cámaras: izquierda y derecha. Los pulmones tienen un bronquio primario para permitir el paso del aire. El cerebro se divide en dos hemisferios cerebrales y va aumentado de tamaño. Empiezan a aparecer las fosas nasales y las órbitas de los ojos.

Se están desarrollando los intestinos y parte de las asas intestinales están dentro del cordón umbilical en forma de hernia. Esta es una hernia fisiológica que desaparecerá más adelante. Además el páncreas del embrión ya empieza a producir insulina.

LA CONSULTA PRENATAL:

Puede ser esta la semana en que visites por vez primera a tu obstetra. Te abrirán una historia clínica, te pesarán y te tomarán la tensión como ya se comentó en la semana 6.

Aunque la semana 7 de embarazo, aún es un poco pronto, muchos obstetras indican en este momento la realización del primer análisis de sangre y orina. La analítica de sangre consta de hematología completa, glucosa, pruebas de coagulación, grupo sanguíneo y Rh y serología. En la serología se determinan los anticuerpos del virus de la inmunodeficiencia humana (VIH), sífilis, hepatitis B, hepatitis C, toxoplasmosis, y rubéola. En los hospitales públicos suelen realizarse los primeros análisis en la semana 12 junto con el screening bioquímico del que se hablará más adelante.

También es importante en la primera visita realizar una exploración ginecológica palpando la altura uterina y haciendo una citología en caso de no tenerla hecha hace menos de un año.

LA OCTAVA SEMANA

Tu bebé mide ahora entre 1,5 y 2 cms. Los brazos y piernas aparecen en forma de paletas, La cabeza tiene proporciones grandes al compararse con el cuerpo lo cual es normal y si se produce un fallo en el cierre del tubo neural, puede generarse una espina bífida.

CAMBIOS MATERNOS:

Aunque a las 8 semanas de embarazo, el útero está creciendo, aún es pronto para notar aumento en el abdomen y en la cintura, sobre todo si es el primer embarazo. Debes saber que el crecimiento del útero puede causarte dolor en el bajo vientre o sensación de pinchazos. Algunas mujeres lo describen como contracciones o dolor menstrual. Pueden aparecer calambres en las piernas que se acentúan por la noche. Continúan los mismos síntomas descritos anteriormente: náuseas, vómitos, cefalea, cansancio, estreñimiento, ardores y aumento del tamaño mamario.

CAMBIOS EMBRIO-FETALES:

En la semana 8 de embarazo la longitud del embrión es de entre 1,4 a 2cm. En estas primeras semanas se produce un crecimiento muy rápido. De igual manera, son grandes los cambios morfológicos que se están produciendo en su pequeño cuerpo.

En la cara aparecen los párpados y comienza el desarrollo de la retina en los ojos. Comienza a formarse la punta de la nariz y las orejas. En el corazón se diferencian las válvulas aortica y pulmonar. El árbol bronquial se divide en múltiples bronquíolos, engrosándose el tranco principal, estos cambios no pueden verse con la ecografía pero a nivel microscópico están sucediendo.

En los miembros, aparecen los codos y crecen en longitud las piernas y los brazos. Los brazos adoptan una forma curvada y se dibujan los surcos de los dedos de las cuatro extremidades.

LA CONSULTA PRENATAL :

La ecografía ya puede realizarse por vía abdominal, aunque depende mucho del aparato del que se disponga. Siempre es importante, a la hora de realizar un ecografía abdominal, tener la vejiga llena de orina (hasta la semana 14) para facilitar la visión del útero con la vesícula gestacional en su interior. También debes saber que algunas pacientes transmiten mal los ultrasonidos por su tipo de pared abdominal. En las pacientes obesas se ve dificultada la visualización a través de la pared abdominal, por lo que se debe realizar una ecografía vaginal. En la ecografía se visualizan pequeños movimientos verticales del embrión, así como el latido cardiaco. Muchos obstetras realizan la primera ecografía en la semana 8 para asegurar la visualización del embrión así como su viabilidad detectada por el movimiento embrionario y el latido cardiaco. Muchas veces, si se realiza una ecografía antes de la semana 8, podemos no ver latido cardiaco y eso no significa que se haya interrumpido la gestación, sino que aún es muy incipiente y la gestante está de menos tiempo del calculado. A partir de este momento se te explicará que las visitas al médico se realizarán cada cuatro semanas siempre que no exista algún incidente que requiera adelantar la cita.

SALIVACION o PTIALISMO

La salivación excesiva puede comenzar en la 5ta. semana y puede ser desde escasa hasta uno hasta dos litros al día, pudiendo persistir durante todo el embarazo en algunas pacientes, es debida a los cambios hormonales que están sucediendo en organismo. Mejora con tratamiento para las náuseas casi siempre.

PICA

La pica no es más que la apetencia o deseo extraño de ingerir substancias no nutritivas. Existe la pagofagia que es la avidez por ingerir hielo, la geofagia es la avidez por comer tierra y así muchas otras (talco, yeso, carbón, pimienta, sal, arena.) aparentemente esto está relacionado con anemia y déficit de micro nutrientes como el magnesio, zinc, selenio.

CONSUMO DE CIGARRILLO, ALOHOL Y DROGAS.

Es obvio decir que ninguna de estas drogas o sus combinaciones están permitidas durante el embarazo. Su uso se ha relacionado con la posibilidad de malformaciones fetales, retardo del crecimiento del bebé in útero y muerte fetal y neonatal.

El tabaco, el alcohol y las drogas son muy perjudiciales para el frágil feto en desarrollo.

El humo del cigarrillo contiene más de 2.000 sustancias químicas, incluyendo monóxido de carbono, y puede causar defectos de nacimiento, problemas de pulmón, bajo peso al nacer, desprendimiento prematuro de placenta o incluso muerte fetal. Estos riesgos no se adquieren sólo por fumar activamente sino también cuando tienes alguien a tu alrededor que también lo hace y con quien compartes mucho tiempo del día: eso te convierte en fumadora pasiva. Es muy importante que concienties tu derecho a no respirar un aire contaminado por el humo del cigarrillo o tabaco: la comunicación asertiva y eficiente con las personas en tu entorno será clave para lograr tu cometido (proteger tu bebé). Para fortuna de muchas mujeres no es necesario que hagan un esfuerzo sobrehumano para suspender el hábito porque el mismo embarazo induce intolerancia a los olores penetrantes de tal manera que el humo del cigarrillo se hace insoportable. Habla con tu obstetra acerca de los métodos para dejar de fumar. Opciones como los chicles de nicotina pueden ser una posibilidad. Existen en el mercado, los parches de reemplazo de nicotina y los chicles están disponibles para las mujeres embarazadas, aunque la mejor recomendación es dejar el hábito de fumar sin necesidad de utilizar estas dos alternativas.

La única manera de estar absolutamente segura de que tu bebé no se vea perjudicado por el alcohol es no beber ninguna bebida alcoholica durante el embarazo o mientras estás intentando tener un bebé ya que los posibles daños al embrión o feto no están relacionados directamente a la cantidad ingerida, es decir a algunos fetos una pequeña cantidad los puede dañar y a otros esa cantidad no les causaría daño alguno, por tal motivo es mejor no beber alcohol.

¿SANGRASTE?

La implantación del embrión, que se produjo hace dos semanas, puede dar lugar a una pequeña cantidad de sangrado vaginal. Esto puede ocurrir durante varias semanas. Es frecuente un pequeño manchado y ocurre en aproximadamente el 20-30% de los embarazos. Un sangrado abundante (mayor de 3 cms. de diámetro en la toalla sanitaria o ropa interior), grandes coágulos o calambres dolorosos pueden ser un signo de problemas más graves. Ningún sangrado en ninguna etapa del embarazo es normal. Un sangrado durante el primer trimestre del embarazo es catalogado como una amenaza de aborto y usted debería acudir a su obstetra para una evaluación lo más pronto posible.

MALESTAR MATUTINO

Alrededor del 75% de las mujeres experimentan náuseas durante el embarazo. La mayoría de las veces, las náuseas tienden a desaparecer entrado el segundo trimestre. Náuseas o vómitos prolongados requieren atención médica, pero hay una serie de remedios sencillos que pueden ayudar. Algunas opciones incluyen evitar los alimentos o los olores que provocan la náusea, comer raciones más pequeñas en las comidas, y la vitamina B6. Notifica a tu obstetra de inmediato si no puedes tolerar los alimentos o líquidos o experimentas una pérdida de peso. Es muy común que durante el embarazo las mujeres experimenten náuseas y vómitos producto de la gran estimulación hormonal en el organismo materno. Mientras más náuseas se sientan mejor es el pronóstico del embarazo porque la intensidad de las mismas está en relación directa con la cantidad de hormonas producidas. De hecho, si al principio del embarazo desaparecen las náuseas en forma brusca asociado a la disminución de la congestión en los senos podría significar que los niveles hormonales han descendido hasta el punto que puede ocurrir una pérdida del embarazo o aborto. Las náuseas en muy pocas pacientes pueden persistir hasta la semana del 16 u 20 del embarazo, momento a partir del cual disminuyen de intensidad sin embargo otras pacientes lo padecen hasta el final del embarazo. Es importante controlar la ansiedad asociada y con alimentos que no vayan a generar flatulencias es conveniente hacer un desayuno pequeño una merienda pequeña a media mañana, un almuerzo pequeño una merienda a media tarde y una cena pequeña. Las comidas frías son mejor toleradas que las calientes, trate de ingerir sus alimentos lentamente. También tu obstetra podrá prescribirte medicamentos antieméticos para mejorar esa sintomatología.

GASES y FLATULENCIA

Para disminuir la sensación de hinchazón abdominal y las flatulencias es mejor evitar alimentos que generen gases cómo los granos, las grasas, huevos, coliflor, brócoli, cebolla, pimentón, pepino, patilla o sandía y el melón. Los alimentos nombrados anteriormente producen flatos y eructos. Tu obstetra te puede indicar medicamentos que ayudan a combatir estos síntomas.

MANTÉN UNA ALIMENTACIÓN CORRECTA

Mantener una buena alimentación es importante antes, durante y después del embarazo. Alimentos con un alto contenido en calorías o con mucha grasa puede contribuir al aumento de peso excesivo. De hecho, las mujeres sólo necesitan unas 300 calorías adicionales al día para satisfacer las demandas fisiológicas del embarazo (SI LEISTE BIEN, no hace falta comer por 2). Las opciones saludables incluyen que las frutas frescas y los vegetales estén limpios, alimentos ricos en proteínas, fibra y lácteos.

Es importante tener presente su peso, talla, como también el tipo de actividad física, clima y temperatura del lugar donde vive. Sin embargo, un principio fundamental que debe respetarse en todo momento es que la dieta de una embarazada debe ser de calidad y no de cantidad. Debe respetarse los horarios de comida y las mismas deben ser de poca cantidad y repetidas. La dieta debe ser balanceada y como tal debe tenerlas cantidades adecuadas de proteínas, grasas, carbohidratos vitaminas y minerales. Debe darse importancia especial a consumir proteínas que se encuentran bajo la forma de carne, pescado, pollos, huevos 1 a 2 veces por semana, queso, legumbres y frutos secos ya que son las que van a intervenir directamente en la formación de órganos y pedidos del bebé sin generar aumento de grasa en tu cuerpo que se van a traducir en aumentos indeseables del peso. Con respecto a las grasas es importante tratar de consumir las necesarias, evitando el exceso de frituras de y prefiriendo las grasas poliinsaturadas como las que se encuentran en el aceite de oliva. El consumo de hidratos de carbono como el que se encuentra en las harinas, los azúcares, las pastas, el pan y los cereales debe restringirse al máximo y debe tratar de consumirlas de día cuando se encuentre cumpliendo con sus actividades habituales, de tal manera de gastarlas y evitar que se transforme en grasa dentro de su cuerpo. Con respecto a las vitaminas y las sales minerales, puede recibirlas bien a través de una dieta balanceada y a través de suplementos vitamínicos que existen para tal fin. Igualmente es fundamental recibir suplementos de calcio que son importantes para el desarrollo del niño (sólo si su dieta es pobre en productos leacteos); de esa manera evitar que el mismo sea extraído de sus huesos y dientes. Las ensaladas son una parte obligada de su menú diario. Prefiere los alimentos ricos en fibra como el pan integral, la harina de trigo, el arroz integral y las frutas con cáscara de tal manera de ayudar a combatir el estreñimiento. Debes mantener una buena ingesta de agua, como mínimo 2 litros al día, el equivalente a ocho vasos.

ALIMENTOS QUE DEBES EVITAR

Mientras que la lista de alimentos que deben evitarse durante el embarazo es importante, este hecho no debe limitar tu dieta. Evita la carne cruda, sin cocinar (jamón), huevo o pescado (sushi), la charcutería y los quesos blandos como Brie y queso feta. Estos alimentos aumentan el riesgo de adquirir infecciones parasitarias o bacterianas como la Listeria o Toxoplasma, lo que podría dañar al feto. Habla con tu obstetra o nutricionista para obtener una lista completa de alimentos que se deben evitar pero en general es una lista corta que se reduce a evitar alimentos con poco cocción o crudos (excepto los vegetales).

PRECAUCIONES AL COCINAR

Las sobre cocción de los alimentos destruye todas las vitaminas y los principios fundamentales disminuyendo su aprovechamiento por el organismo. La verduras y hortalizas deben tomarse crudas; si son cocidas se deben hacer al vapor con muy poca sal. Los huevos se evitarán comer fritos y para hacer tortillas se usará aceite en vez de mantequilla. Se debe procurar preparar la carne, el pescado y el pollo a la plancha, bien cocidos y con pocos condimentos y evite el sushi , carnes con poca cocción; igualmente las salsas deben estar poco condimentadas y sin sofritos. Como edulcorante, se debe preferir utilizar la miel de abeja pura en vez de azúcar. No recomiendo abusar de los edulcorantes artificiales.

ANTOJOS

Existe la antigua creencia popular de qué si la embarazada tiene un gran deseo de comer algo y no se ve cumplido, el niño saldrá con una mancha similar al alimento deseado. Estas manchas no son más que formaciones vasculares que nada tienen que ver con los deseos alimenticios no cumplido de la madre. Los antojos se pueden deber a las variaciones hormonales, puede ser una expresión de carencias alimenticias o ser la expresión de una necesidad de afecto y cariño.

EJERCICIO

La mayoría de los obstetras coincidimos en que el ejercicio moderado, como nadar, caminar o el yoga es una buena idea cuando estás embarazada. Ayuda a incrementar las reservas de energía, mantener el tono muscular, favorecer la digestión, mejora el estado de ánimo, e incluso puede ayudar a disminuir el riesgo de desarrollar diabetes gestacional. Habla con tu obstetra para decidir qué ejercicios son seguros para ti así como en qué circunstancias especiales se puede realizar algún tipo de ejercicio durante embarazos de alto riesgo. Es muy común que durante el embarazo las mujeres no quieran aumentar de peso y por ello tomen la decisión de llevar durante a cabo ejercicios. Un principio importante en el embarazo es que si Ud., ha estado acostumbrada a llevar a cabo algún ejercicio con regularidad, antes de salir embarazada, puede seguir ejecutandolo durante el embarazo, siempre y cuando no exista ninguna contraindicación para ello y previa discusión de los pro y los contra con su obstetra. Si antes de salir embarazada no se ha ejercitado con regularidad no intente comenzar a hacerlo durante el embarazo sin las precauciones necesarias. Por otra parte son importantes los ejercicios propios de la preparación del parto así como técnicas de relajación.

¿QUÉ EJERCICIOS NO SE PUEDEN PRACTICAR?

Están contraindicados los ejercicios que ameriten esfuerzo con los músculos abdominales, las caminatas veloces ni cualquier otra actividad que impliquen estar largos periodos de tiempo de pie. En general, cualquier ejercicio que te ponga en riesgo de sufrir traumatismos o lesiones, dada tu condición actual, están contraindicados. Las flexiones y las extensiones acentuadas deben ser evitadas porque las articulaciones se encuentran, por el embarazo, más flexibles (Por ejemplo, no doblar demasiado las rodillas y no levantar objetos del suelo utilizando sólo los músculos de la espalda). Las actividades que requieran saltar o rápidos cambios de dirección deben ser evitadas.

¿QUE VENTAJAS TIENE QUE PRACTIQUES EJERCICIOS DURANTE SU EMBARAZO?

Las ventajas son múltiples: representan una forma de prevenir y tratar los dolores de espalda, mejorar el estreñimiento, favorecen la circulación várices y las hemorroides y proporcionan un estado bienestar general.

¿EN QUE CASO ESTÁ CONTRAINDICADO QUE UNA MUJER EMBARAZADA PRACTIQUE EJERCICIOS FISICOS?

Cada caso es particular y como tal debe ser visto y tratado mediante una comunicación abierta con su obstetra tratante. A continuación se enumeran un conjunto de condiciones que contraindican de manera general la practica de ejercicio porque se relacionan directa o indirectamente con la posibilidad de agravar el cuadro base y de comprometer el crecimiento del bebé o adelantar el parto:

1.- Historia de abortos a repetición.

2.- Incompetencia Cervical

3.- Amenaza de aborto

4.- Placenta Previa

5.- Embarazo Gemelar

6.-Amenaza de Parto Prematuro.

7.- Hipertensión inducida por el embarazo o preeclampsia

8.- Retardo del crecimiento intrauterino

9.- Enfermedad Pulmonar Restrictiva Materna

10.-Fisura o Ruptura prematura de Membranas

11.- Patología Cardíaca materna

QUE MEDIDAS SE RECOMIENDAN PARA PRACTICAR EJERCICIOS FISICOS DURANTE EL EMBARAZO?

Si se va a practicar ejercicio durante el embarazo es importante discutirlo con tu obstetra de tal manera de obtener su aprobación. Iniciar caminatas en forma frecuente es un ejercicio adecuado, sobre todo si se trata de mujeres embarazadas que nunca practicaron un deporte con regularidad (Las mujeres que han llevado una sedentaria deberán comenzar con una actividad física de muy baja intensidad e ir aumentándola muy gradualmente). Se recomienda ejercitar regularmente (es preferible el ejercicio regular que el ejercicio excesivo seguido de largos periodos de inactividad), con una frecuencia mínima de tres veces por semana, ropas bien cómodas y holgadas; se deben escoger las horas más apropiadas del día (evitando las horas de clima caliente por la mayor probabilidad de deshidratarse y sufrir desmayos). Cualquier ejercicio debe ser precedido de un periodo de pre calentamiento previo de aproximadamente 5 minutos mediante una caminata o durante 8 a 10 minutos en bicicleta estacionaria, en baja resistencia para evitar el daño de músculos y articulaciones. Después de este calentamiento se puede realizar un ejercicio vigoroso que no debe durar más de 15 minutos y durante el cual se debe vigilar que la frecuencia cardiaca no sobrepase los 140 latidos por minuto (la forma de saber que no sobrepases límite es que puedes mantener una conversación cómodamente mientras haces tu rutina). A continuación se debe ir disminuyendo gradualmente la intensidad del ejercicio. Se debe procurar mantener un buen estado de hidratación mediante el consumo de abundante cantidad de líquidos a voluntad (antes, durante y después de realizado el ejercicio, si es necesario) así como el consumo de calorías adicionales, por la misma condición de la gestación, asociada al esfuerzo físico (no debes tomar esto como un permiso para ingerir alimentos de más). Cualquier actividad física que implique estar de pie debe durar poco tiempo. Las actividades físicas que impliquen estar acostada solo se podrán efectuar hasta el cuarto mes, debido a que en esta posición los grandes vasos de la pelvis que nutren al bebé son comprimidos por el útero en crecimiento y la madre puede experimentar bajas de tensión muy desagradables asociadas a mareos, sensación de desvanecimiento, palidez, sudoración fría y náuseas (lo que se conoce como Síndrome Hipotensivo Supino). Todas estas indicaciones son también válidas para el post parto.

ACIDEZ

La indigestión y la acidez estomacal pueden ser muy pronunciadas durante el embarazo. La acidez es un síntoma muy común durante el embarazo que se acentúa en la medida que avanza el mismo es producido por el desplazamiento que sufren el esófago y los intestinos hacia arriba producto del aumento del tamaño del útero en crecimiento así como debido al efecto de las hormonas del embarazo sobre la musculatura de los órganos gastro intestinales lo cual hace que la digestión sea más lenta permitiendo de esta manera el reflujo de ácido estomacal hacia el esófago produciendo la sensación de ardor. Se recomienda reducir el volumen de cada comida así como también disminuir la ingesta de carbohidratos, los azúcares y las harinas que son conocidos desencadenantes del síntoma. Hay varias maneras de ayudar a reducir estos síntomas, como permanecer sentada en posición vertical durante 30 minutos después de comer, elevar la cabecera de la cama al dormir y evitar las comidas abundantes. Para algunas mujeres, los alimentos que contienen especias fuertes, chocolate, menta u otros elementos específicos pueden empeorar los síntomas. La mayoría de los antiácidos pueden ser consumidos después de cada comida sin que esto afecta su bebé casi todos ellos son a base de carbonato de calcio. Existen medicamentos conocidos como inhibidores de la bomba de protones y antagonistas H2 que pueden mejorar el síntoma pero estos medicamentos debe ser prescrito por su obstetra tratante y usarse cuando han fallado todos los medicamentos.

ANSIEDAD

El embarazo puede ser un momento difícil en cuanto a la sensibilidad emocional. La fluctuación de hormonas, las náuseas, la falta de energía y la falta de sueño pueden combinarse para hacer que sientas más ansiedad o estrés. Trata de descansar lo suficiente y asegúrate de que tienes una buena red de apoyo para ayudarte en este momento. En algunos casos, tu obstetra puede sugerir algún ansiolítico (contra la ansiedad). Es muy normal que el estado de ánimo del embarazada se altere sin mayores motivos. Es importante que su pareja demuestre tacto, paciencia y sensibilidad ante estos cambios y asumirlos como una parte de la dinámica normal del embarazo. También es importante que usted se acepte así misma y que entienda que esos cambios son pasajeros. Es común, a veces, experimentar un sentimiento de ambivalencia ante el embarazo, está feliz pero al mismo tiempo puede sentir miedo y en ocasiones desilusión; con el paso de los días es normal que acepte el embarazo y se sienta conforme feliz con la nueva vida que comienza. La clave para superar esa ambivalencia es la aceptación de sí misma como ser humano, de no culparse, de tratarse como si fuera usted misma su mejor amiga.

Por otra parte se crean una serie de expectativas en torno a la salud y bienestar del bebé. Los miedos son también normales: Miedo al parto, a las infecciones, miedo a tener un bebé con deformidades, etc.. Cuando se experimentan estas fantasías y sueños es común que las mujeres no lo expresen por miedo a que se hagan realidad. Es muy importante no alimentar estas fantasías con la experiencia, muchas veces negativa, que han vivido otras mujeres en su embarazo. Una educada y oportuna evasión de estas experiencias narradas es la mejor solución, sumada a una comunicación abierta con su obstetra quien estará en todo momento dispuesto a despejar todas las dudas con respecto a su bebé y al bienestar del mismo. Es conveniente, así mismo, que se beneficie de todas las cosas positivas que representan el tomar un curso de parto psicoprofiláctico a partir de las 20 semanas, así como de llevar acabo lectura del libros relacionados con el tema, como este que tiene en sus manos ahora.

USO DE MEDICAMENTOS

Tan pronto como te enteres que estás embarazada, es indispensable revisar la seguridad de todos los medicamentos que estás tomando con tu obstetra. Puede ser necesario modificar o incluso suspender la toma de determinados medicamentos, como la warfarina o algunos medicamentos para la presión de la sangre, antes de quedar embarazada. Incluso algunos medicamentos que se venden sin receta médica o productos de homeopatía pueden ser potencialmente perjudiciales para el feto y puede que haya que interrumpir su toma. Asegúrate de llevar una lista actualizada de todos los medicamentos que estás tomando a la visita de tu obstetra. Es importante que tengas presente que cualquier medicamento que quieras consumir durante el embarazo debe ser consultado con tu obstetra. Esto cobra aún más importancia durante las primeras 14 semanas de embarazo en las que se está formando tu bebé. Tu obstetra se encargará de decirte al principio del embarazo qué medicamentos puedes usar para controlar los síntomas característicos del embarazo.

¿QUÉ MEDICAMENTOS PUEDO CONSUMIR PARA EI. DOLOR DE CABEZA O EL DOLOR EN CUALQUIER PARTE DEL CUERPO?

El único analgésico permitido durante el embarazo es el Acetaminofén (no produce malformaciones ni daño fetal). En ningún momento debes consumir anti inflamatorios porque afectan el riñón del bebé reduciendo la cantidad de orina producida por ellos y afectando la cantidad del líquido amniótico que los rodea, todo lo cual puede traer consecuencias negativas para su crecimiento y bienestar. Muchas mujeres embarazadas prefieren aguantar el dolor de cabeza pensando erróneamente que si toman el Acetaminofén puede afectar al bebé: esto es falso ya que es peor el dolor que experimentas y que puede llevarte a visitar puestos de emergencia sin necesidad. Los dolores de cabeza son un síntoma muy común durante el embarazo y que se debe a los acentuados cambios hormonales que suceden en tu organismo. Debes conversar con tu médico y consumir este medicamento en forma apropiada para eliminar ese síntoma tan molestoso.

USO DE LAXANTES EN EL EMBARAZO

Si estás estreñida puedes y de hecho debes ingerir laxantes para evitar el estreñimiento y su consecuencia directa que es la aparición de las tan irritantes hemorroides que frecuentemente afectan durante el embarazo. Es importante que aumentes el consumo de agua y de alimentos ricos en fibra y que prefieras laxantes de acción local a nivel intestinal. Pregúntale a tu obstetra cuál laxante debes usar.

¿TE EMBARAZASTE TOMANDO ANTICONCEPTIVOS?

No debes preocuparte. Es muy común que algunas mujeres consuman anticonceptivos en los primeros dos meses del embarazo cuando están recién embarazadas y no le ponen atención a detalles como el hecho de que no les vino la regla o esta fue muy escasa. No debes preocuparte por eso. Hubo estudios iniciales que relacionaron el consumo inadvertido de anticonceptivos durante las etapas iniciales del embarazo con defectos en el embrión y en el feto pero la gran mayoría de estudios posteriores no demostraron ningún problema. Para que un preparado hormonal (como el que caracteriza a un anticonceptivo) pueda afectar al bebé debe ser administrado a altas dosis y por periodos de tiempo prolongados o ser de vieja generación.

¿TE EMBARAZASTE Y HABÍAS TOMADO LA PASTILLA DEL DIA SIGUIENTE?

No debes preocuparte. Vale lo dicho anteriormente. Estas pastillas actúan creando condiciones hostiles para la fertilización o implantación del bebé. Si a pesar de esas pastillas el embarazo ocurrió y progresó puedes estar segura de que tu bebé no saldrá afectado. No hay reportes acerca de un aumento de la frecuencia de malformaciones o abortos en las mujeres que la consumieron.

USO DE ANTIGRIPALES DURANTE EL EMBARAZO

Es muy común que las mujeres embarazadas experimenten un síndrome gripal o catarral durante el embarazo. Los antigripales son sustancias vasoconstrictoras (que contraen los vasos sanguíneos) y que pueden afectar el crecimiento del bebé si se consumen por periodos prolongado y en forma indiscriminada. Los antigripales pueden usarse, durante el embarazo, por breves periodos de tiempo (máximo 3 días) y a bajas dosis (en vez de utilizarlos cada 6 a 8 horas usarlos cada 12 horas o una sola vez al día, antes de acostarse a dormir). Estos medicamentos ayudan a controlar el exceso de secreciones producidas por la gripe pero no debes olvidar que debes mantener reposo y que debes aumentar el consumo de líquidos. El consumo de vitamina C te puede ayudar. Las gripes virales suelen durar entre 5 y 7 días, cuando tus síntomas se extienden por más tiempo es conveniente que te comuniques con tu obstetra quien probablemente puede optar por la opción de indicar antibióticos después de examinarte.

EXAMENES DE LABORATORIO

Aparte de la rutina habitual de laboratorio que comprende la hematología completa, química sérica, orina y heces es importante que se evalúe el status de anticuerpos para rubéola, toxoplasmosis, hepatitis, sífilis y sida. También es importante precisar el grupo sanguíneo tuyo y el de tu pareja. Algunas mujeres pueden desarrollar intolerancia a azúcares (por la gran cantidad de hormonas producidas en el embarazo), motivo por el cual es necesario e importante practicar una prueba de despistaje o prueba de carga con 75 grs, de glucosa entre las 24 y 28 semanas de gestación (ver más adelante). El resultado de esta prueba indicará si es necesario practicarte una curva de tolerancia glucosada y si estás desarrollando o no una diabetes gestacional.

INSOMNIO

En el primer trimestre te sentirás somnolienta debido a los cambios hormonales propios de esta etapa del embarazo y en el tercer trimestre tendrás probablemente cansancio e insomnio debido al aumento de tamaño de tu abdomen, las pataditas que recibes a toda hora de parte de tu bebé y la incertidumbre sobre la resolución de tu embarazo.

Los medicamentos para dormir, como los ansiolíticos y los hipnóticos están contraindicados en cualquier época del embarazo y su indicación sólo se justifica si tienes algún problema psiquiátrico y bajo la conducción de un especialista. La queja más frecuente de una mujer en el tercer trimestre del embarazo es la falta de sueño y el sueño corto y muy interrumpido. Es importan te que no luches contra este síntoma y que aceptes que es muy común que ocurra. Ayúdate con cosas naturales como el té de tilo y de manzanilla, otra pacientes responden mejor tomando medio vaso de leche tibia. Los baños de inmersión en agua tibia a caliente así como los ejercicios de meditación y yoga son muy útiles en estos casos. Existen medicamentos a base de hierbas que pueden mejorar la sintomatología, consulta a tu obstetra para que te los indique si lo considera necesario.

CAPITULO 3
SEMANAS: 9 A 12

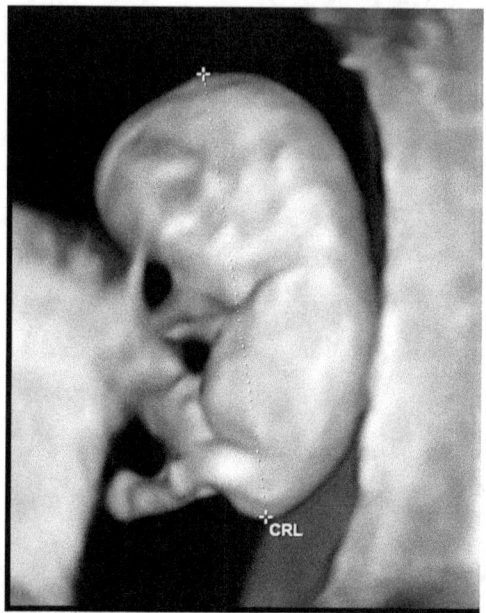

Figura 7: Eco 3D. Gestación de 9 semanas.

¡ESTAS LLEGANDO AL FINAL DEL PRIMER TRIMESTRE!

Al finalizar esta etapa notarás que la mayoría de los malestares que te aquejaban han quedado atrás. Estás saliendo de un período de peligro en la gestación en donde se producen la mayoría de las pérdidas embrionarias y fetales. Ahora todo va sobre ruedas.....

LA NOVENA SEMANA

Tu bebé mide 2,5 cms., la cabeza tiene más o menos el mismo tamaño que el cuerpo. Comienzan pequeños movimientos de los miembros.

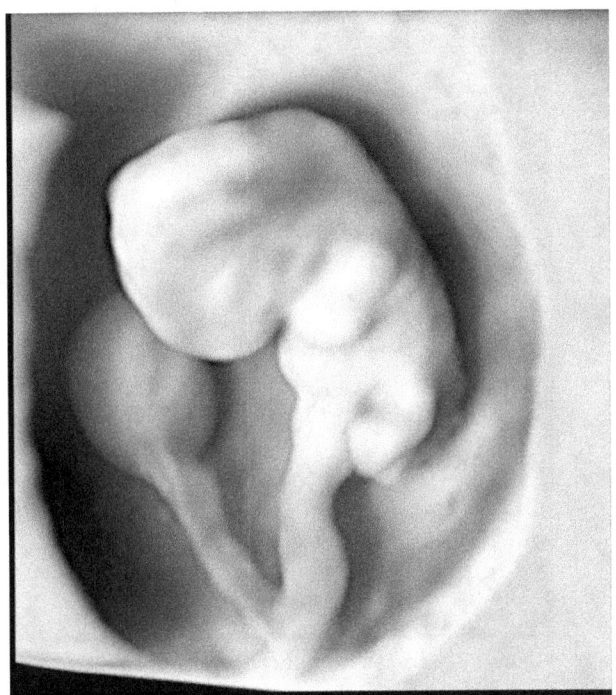

Figura 8: Eco 3D HDlive. Gestación de 9 semanas.

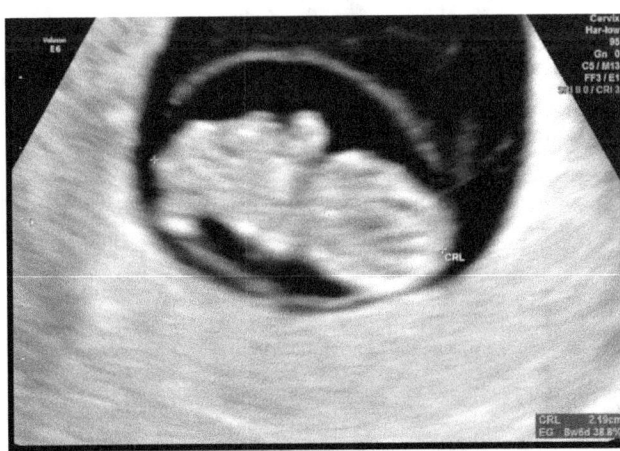

Figura 8A: Eco 2D. Gestación de 9 semanas

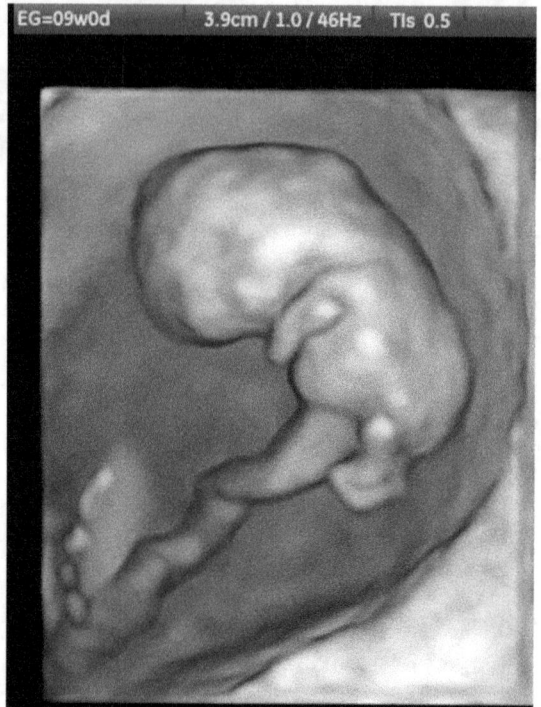

EG=09w0d   3.9cm / 1.0 / 46Hz   TIs 0.5

Figura 8B: Eco 3D. Comparar con imagen 8A

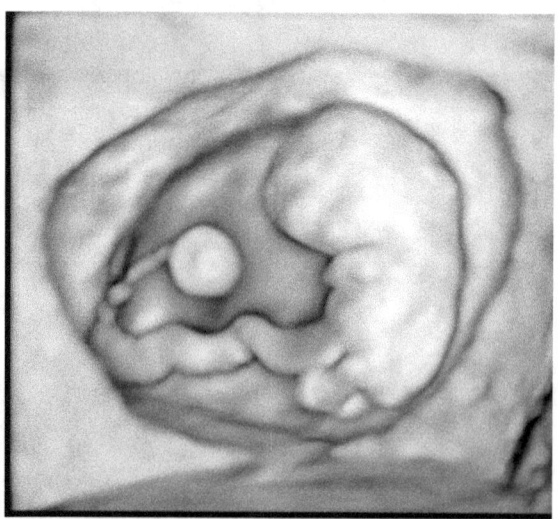

Figura 8C: Eco 3D HDlive. Comparar con imagenes 8A y 8B

CAMBIOS MATERNOS:

Durante la semana 9 de embarazo, es normal que sigas notando dolor pélvico y ligeras contracciones ya que el útero sigue creciendo.

Notarás un ligero ensanchamiento así como un aumento de la cintura. Tu ropa empezará a quedarte estrecha. Empieza a aumentar el volumen sanguíneo, aunque el mayor incremento se produce en el segundo trimestre, continuando de forma menos rápida en el tercer trimestre. Este aumento en el volumen sanguíneo se produce para cubrir las demandas de un útero en continuo crecimiento.

CAMBIOS EMBRIO-FETALES:

En la semana 9 de embarazo el embrión mide entre 2 y 3cm. La forma ya es más parecida a una ser humano. Aparecen las manos con sus dedos y su muñeca y se sitúan a la altura del corazón. Las piernas se alargan, se dirigen a la línea media del cuerpo y en ellas aparecen los pies con sus dedos.

La cabeza sigue siendo la parte más grande en proporción con el resto del cuerpo. Cada vez está más erecta y redondeada. En la cara, lo párpados cubren parcialmente los ojos. Los pabellones auriculares están bien formados. La boca es apreciable y ya se abre.

Todavía es pronto para diferenciar los órganos genitales, ya que se observa un protuberancia común denominada tubérculo genital, que dará lugar más adelante a los genitales femeninos o masculinos.

LA CONSULTA PRENATAL:

En la ecografía puedes ver cómo el embrión se contornea moviendo el cuerpo y los miembros superiores e inferiores.

Todavía es pronto para ecogreaficamente determinar el sexo ya que aún no se han formado los genitales.

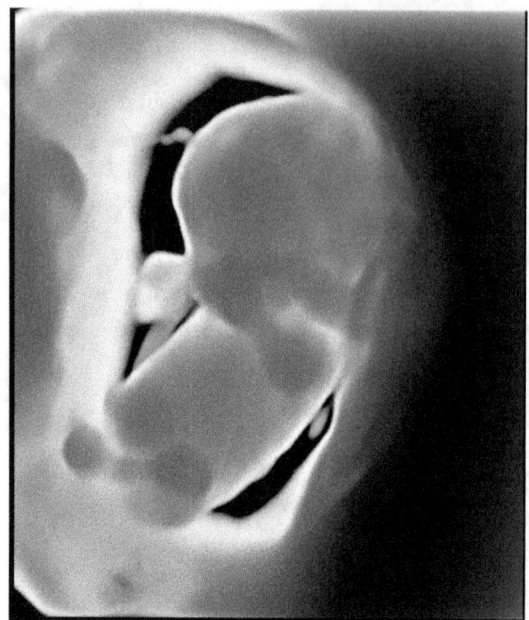

Figura 9: Eco 3D HDlive Embarazo de 9 sem.

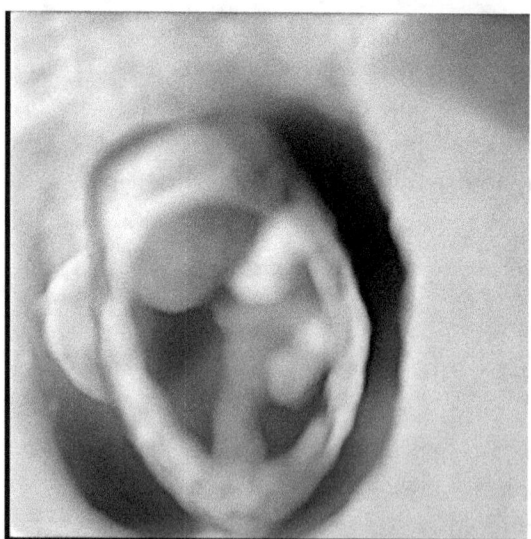

Figura 10: Eco 3D. Gestación de 9 semanas.

Se aprecia el amnios (Bolsa que envuelve al bebé)

LA DÉCIMA SEMANA

Ahora tu bebé mide 3 cms y pesa menos de 5 gramos, a partir de éste momento ya no se llamará embrión y pasa a llamarse feto. Comienzan a osificarse algunos huesos del cuerpo, uno de los primeros en osificarse es el maxilar superior. En este momento aún los intestinos están fuera de la pequeña cavidad abdominal.

CAMBIOS MATERNOS:

Ya empieza a notarse algo de barriguita, aunque los demás no lo aprecien. Es raro que en la semana diez hayas engordado más de 2 kilos. Lo idóneo es engordar entre kilo y kilo y medio al mes. Es importante recordar que el embarazo no es el momento de ponerse a hacer dieta ni regímenes especiales. Emocionalmente te encuentras distinta. Lloras con mucha facilidad y te emocionas con cosas y acontecimientos que antes no lo hacías. Estás más sensible. Durante la semana 10 de embarazo, las mamas están aumentadas de tamaño. Te molestan tus sujetadores normales y es momento de ponerte unos especiales propios de embarazada; pero no de lactancia.

CAMBIOS EMBRIO-FETALES:

En la semana 10 de embarazo la longitud del embrión es de 3 a 4cm y su peso de 5gr. A partir de esta semana, ya podemos determinar el peso del embrión, sin embargo es de poco valor esa información a esta edad gestacional.

El embrión; cada vez tiene más forma humana y se distingue el brazo y el antebrazo, así como las manos que se abren y se cierran y están a la altura de la boca.

La cara es más redondeada. Los ojos permanecen cerrados y la boca se abre y cierra. La mineralización de los huesos progresa intensamente, sobre todo en el cráneo.

LA CONSULTA PRENATAL:

La ecografía muestra un embrión con sus brazos y sus piernas, siendo más difícil identificar manos y pies. Se observa la cabeza con las estructuras intracraneales y el corazón latiendo muy rápido (entre 120 y 160 latidos por minuto). Aún tiene la hernia umbilical fisiológica. Con Eco-Doppler se puede distinguir la circulación sanguínea fetal de la materna.

En el caso de detectarse por ecografía alguna anomalía en el embrión, existe una prueba para confirmar el diagnóstico: la biopsia corial que consiste en extaer; con unas pequeñas pinzas parte de las vellosidades placentarias a través del cuello del útero y determinar a través de ellas posibles anomalías genéticas como el síndrome de Down. Las ventajas de la biopsia corial frente a la amniocentesis son que se realiza unas semanas antes (entre la semana 9 y 11) y que el resultado tarda menos tiempo (aproximadamente una semana). El riesgo de aborto de esta prueba es de un 1 a un 2%. La biopsia corial también se realiza si hay antecedentes de un hijo con alguna cromosomopatía o alteración genética.

LA DÉCIMA PRIMERA SEMANA

En esta semana tu bebé mide 4,5 cms. Los órganos sexuales se están desarrollando pero aún no se distinguen con la ecografía, aunque hay estudios que pueden dar un 70 a 80% de certeza el sexo fetal dependiendo del llamado tubérculo genital y su posición. Ya el feto tiene movimientos abundantes que pueden verse al eco aunque no los sientas.

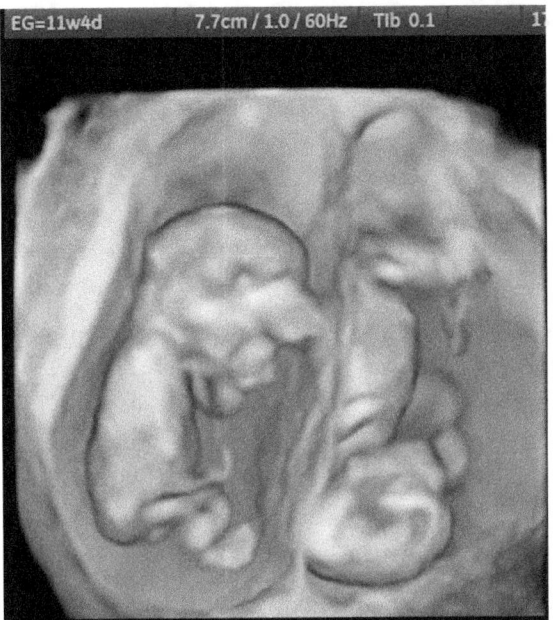

Figura 11. Eco 3D. Gestación gemelar de 11 semanas

CAMBIOS MATERNOS:

Aunque en tu bebé se estén produciendo cambios muy rápidamente, en ti las modificaciones son más lentas. El útero va creciendo conforme lo hace tu hijo en su interior y su tamaño alcanza hasta la sínfisis del pubis.

Aproximadamente en la semana 11 comienzan a disminuir las náuseas y la sensación de "malestar general". Sigues cansada y con sueño todo el día. Algunas embarazadas refieren caída del cabello y rotura de las uñas más frecuentemente que antes de la gestación. Otras, sin embargo, notan el cabello y las uñas más fuertes y resistentes. Esto parece tener que ver con la circulación sanguínea y el cambio hormonal.

Debes tener cuidado con el sol, pues las gestantes son más propensas a la aparición de manchas solares en la cara en sitios antiestéticos como el entrecejo, el bigote o alrededor de los ojos. A esta hiperpigmentación de la cara se le llama cloasma gravídico y a veces llega a ocupar gran parte del rostro (nariz y pómulos) adoptando una forma de mariposa. Es importante que utilices un factor de protección alto o pantalla total, sobre todo si es verano y vas a la piscina o la playa.

Los calambres en las piernas, a nivel de las pantorrillas, así como una sensación de pesadez, son comunes durante la semana 11 de embarazo y en las semanas posteriores. El retorno venoso de la piernas está disminuido por la compresión del útero en las venas.

CAMBIOS EMBRIO-FETALES:

Durante la semana 11 de embarazo está terminando la etapa embrionaria y pronto pasará a la fetal. Su longitud es de unos 4 a 6 cm y su peso de 8 gramos.

La cabeza sigue ocupando la mitad de la longitud embrionaria. Aparece la barbilla y el cuello a medida que la cabeza se va separando del pecho. Empiezan a diferenciarse las uñas de los dedos. En este momento los genitales externos se distinguen con claridad aunque aún no siempre puedan verse con la ecografía.

LA CONSULTA PRENATAL:

El tamaño del embrión permite que con la ecografía se puedan hacer las tres medidas esenciales que nos permiten determinar la edad gestacional. Estas son: el diámetro biparietal (diámetro de la cabeza), la longitud del fémur (longitud del muslo) y el diámetro abdominal. Las grandes malformaciones (cardiacas, cerebrales y abdominales) pueden distinguirse en esta semana con la ecografía. La ausencia de algún miembro ya puede verse en la semana 11 de embarazo.

LA DÉCIMA SEGUNDA SEMANA

Ya tu bebé llegó a casi 6 cms. de longitud y pesa unos 15 gramos aproximadamente.

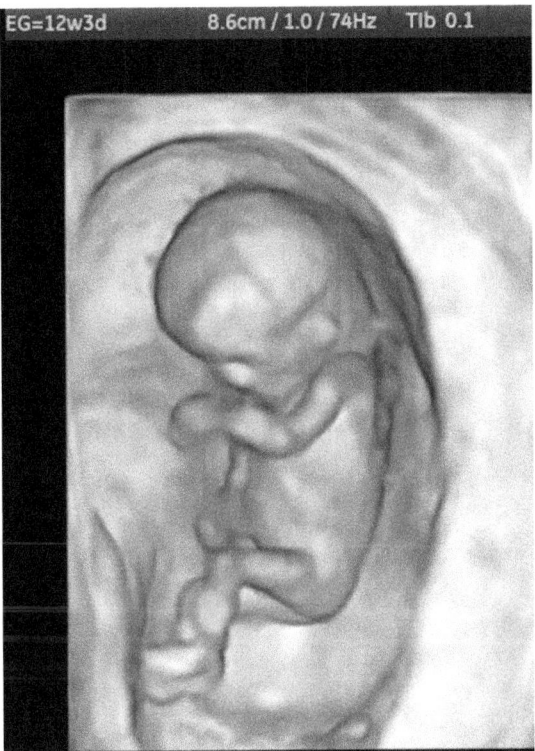

Figura 12. Eco 3D. Gestación de 12 semanas

CAMBIOS MATERNOS:

Todavía es muy pronto para notar a tu hijo moverse dentro de ti, aunque algunas gestantes que ya han estado embarazadas previamente, son capaces de distinguir movimientos fetales desde el comienzo del segundo trimestre.

A estas alturas es raro que persistan las náuseas. En el 60% de las gestantes desaparecen en la semana 12 de embarazo, en otro 30% en la semana 16 y sólo en un 10% persiste hasta el final del embarazo, aunque de forma esporádica. Este comportamiento de la aparición de las náuseas parece estar relacionado con factores hormonales, siendo la hormona beta-hCG una de las responsables, ya que cuando sus niveles están más aumentados es entre la 6 y la 12 semanas, coincidiendo con el apogeo del cuadro nauseoso. Por eso, en las gestaciones múltiples, donde los niveles de b-hCG son mayores, también existen más náuseas. Aunque en algunas gestantes permanecen las náuseas (generalmente matutinas) hasta el final del embarazo, esto no se considera algo preocupante ni perjudicial para tu hijo.

Si además de náuseas, lo que persisten son los vómitos varias veces al día, deberías consultarlo con tu médico para que te recete algún fármaco antiemético (para evitar vómitos). Si estos vómitos son muy continuos, puede aparecer deshidratación, mal aliento, pérdida gradual de peso y alteración en el sentido del gusto, llamándose entonces hiperemesis gravídica. En estos casos, ya se considera una situación grave, tanto para la madre (pudiendo originar daño renal o hepático) como para el hijo (afectando en su desarrollo y crecimiento), por lo que en muchos casos requiere hospitalización donde se realizará hidratación y tratamiento intravenoso, así como apoyo psicológico.

CAMBIOS EMBRIO-FETALES:

A partir de esta semana ya empieza el periodo fetal que se caracteriza por un rápido crecimiento. La gran mayoría de las estructuras fetales ya están formadas en esta semana. A partir de ahora van a crecer y madurar. Hasta ahora, en el periodo embrionario, se han formado la mayor parte de los órganos. En el periodo embrionario, por tanto, es cuando tu hijo es más susceptible a posibles agentes externos (fármacos, rayos X o inhalaciones tóxicas) que puedan interferir en su desarrollo y causar malformaciones. La gran mayoría de malformaciones ocurren en el periodo embrionario y unas pocas en el fetal.

A partir de la semana 12, se pueden medir independientemente cabeza, abdomen y fémur. El peso oscila entre 8 y 14 gramos. Los huesos tienen unos centros de osificación que les permiten ir creciendo. Los dedos de la manos y los pies están separados unos de otros y tienen movimiento. Las uñas están creciendo y aparece el primer vestigio de pelo en todo su cuerpo. Los genitales están prácticamente diferenciados (pero eso no indica que se puedan distinguir por ecografía). El sistema nervioso del feto está desarrollándose y la hipófisis está segregando muchas hormonas. El intestino delgado es capaz de contraerse para transportar la comida.

El feto se mueve estirando y encogiendo los brazos y las piernas, abriendo la boca y estirando el cuello, esto puedes ser apreciado por los padres claramente en el eco 3D tiempo real o 4D.

LA CONSULTA PRENATAL:

Para muchas gestantes esta es la primera visita al obstetra. En algunos hospitales y ambulatorios públicos, se establece la semana 12 de embarazo como el inicio del control del embarazo. Es en esta semana es donde se abre la historia clínica, se pesa, se toma la tensión y se realiza un exploración ginecológica con citología, como ya se explicó previamente. Se solicitan también los primeros análisis de sangre y orina.

La ecografía en la semana 12 de embarazo tiene especial interés y es la primera que se realiza en los centros públicos. Además de ver la viabilidad fetal (el latido de su corazón) y hacer las medidas regladas (cabeza, abdomen y fémur) para establecer la edad gestacional, está ecografía nos permite diagnosticar grandes malformaciones y determinar el grosor del pliegue nucal. La medida del pliegue nucal (técnicamente llamado traslucencia nucal) se considera un marcador de alteraciones genéticas como el síndrome de Down o el de Turner, y es la zona que queda por detrás del cuello del feto. Cuando el grosor es mayor de la media normal (generalmente en torno a los 3 mm en la semana 12) puede existir mayor riesgo de que se asocie a un feto con síndrome de Down y por tanto, recomendarse la realización de una amniocentesis o biopsia corial para confirmar el diagnóstico. La medida de la traslucencia nucal por si sola no confirma ningún diagnóstico. La ecografía debe acompañarse de un análisis de sangre. Esta prueba conjunta es la llamada "Screening bioquímico".

Entre la semana 9 y la 11 se realiza un análisis de sangre donde se determinan dos sustancias: la PAPP-A (una hormona asociada al embarazo) y la Beta hCG (porción libre de la proteína HCG). Estos análisis se acompañan de la ecografía en la que se mide la traslucencia nucal del feto. El valor de estos marcadores bioquímicos, junto con los datos de la edad materna, la edad gestacional y la traslucencia nucal medida por ecografía, nos darán el riesgo de tener alteraciones en los cromosomas, pero no nos da un diagnóstico de enfermedad. Las alteraciones genéticas de las que se nos informan con esta prueba son algunas cromosompatías como el Síndrome de Down (trisomía 21), el síndrome de Turner (monosomía X) y el Síndrome de Edwards (trisomía 18). La combinación de estas pruebas realizadas antes de la semana 13 puede detectar hasta el 85% de las alteraciones de los cromosomas en el feto.

La realización de estas pruebas no supone ningún riesgo físico ni para ti ni para tu hijo. Es importante recordar que los resultados obtenidos no garantizan el nacimiento de un niño normal puesto que no eliminan la posibilidad de que tu bebé pueda tener una malformación congénita o un retraso mental por otras causas. Puede haber resultados dudosos por dificultad en la interpretación de las imágenes ecográficas. Esta prueba tiene entre un 0,5-9% de falsos negativos, en los que hay alteración cromosómica al nacimiento habiendo dado el test un riesgo muy bajo. Y en el 5-10% de los test con resultado positivo (riesgo alto de cromosomopatía), no hay alteraciones en el feto. También es importante que sepas que para la realización del cribado bioquímico es necesario firmar un consentimiento informado.

Si el riesgo es alto (valores menores de 1/270) se aconseja la realización de pruebas invasivas como la amniocentesis o la biopsia corial para confirmar el diagnóstico. En el primer trimestre se aconseja realizar la biopsia corial en lugar de la amniocentesis. (Ver más adelante).

Es importante que sepas, que el screening bioquímico es una prueba con una sensibilidad muy alta para gestaciones únicas. Por tanto, en las gestaciones gemelares hay muchos tocólogos que no la recomiendan por el alto porcentaje de falsos positivos. En dichos casos, sólo se realiza la ecografía para medir la traslucencia nucal.

MICCIÓN FRECUENTE

Es completamente normal que sientas ganas de orinar frecuentemente (y poca cantidad cada vez) Las causas principales de este hecho son un aumento en el volumen de sangre, las hormonas relajan los músculos y la presión ejercida debida a la expansión del útero que está en crecimiento y presiona la vejiga urinaria hacia adelante y disminuye su capacidad para contener orina. A medida que el útero se desplaza hacia adelante durante el segundo trimestre, se puede experimentar algo de alivio.

Lo que no es normal es que sientas ardor al orinar o dolor lo que hace pensar en una infección urinaria que debe ser diagnosticada y tratada, porque la infecciones urinarias durante el embarazo se traducen en una alta morbi-mortalidad, sobre todo fetal, con la posibilidad de desencadenar parto pretérmino e infección severa fetal conocida como sépsis (Infección generalizada). Conclusión, la presencia de sangre, ardor o dolor al orinar pueden ser síntomas de una infección del tracto urinario y se debe informar al obstetra.

También hay medidas que puede tomar para ayudar a minimizar el número de veces que necesitas orinar, como la reducción de las bebidas con cafeína, evitar grandes cantidades de líquidos antes de acostarse y la práctica de ejercicios del suelo pélvico.

APERITIVOS

Investigaciones recientes recomiendan que todas las personas (incluso aquellas que no están embarazadas) deben consumir comidas pequeñas y frecuentes y bien equilibradas que sean bajos en azúcar, grasas saturadas y carbohidratos. Que no te desanime comer entre comidas, siempre y cuando las opciones de alimentos sean saludables. Las frutas frescas, verduras, yogurt bajo en grasa, soja, lentejas, cereales y galletas de trigo integral, son buenos ejemplos. Habla con tu médico sobre tu peso ideal, que variará en función de su peso inicial y tu índice de masa corporal. Considera la compra de algunos aperitivos saludables para tener disponibles durante todo el día.

SENSIBILIDAD EN LAS MAMAS

Debido a que las glándulas de los pechos comienzan a prepararse para la producción de leche, los senos comienzan a hincharse y a aumentar de tamaño. Esto puede causar incomodidad e incluso dolor en algunas mujeres. Es importante comprar un conjunto de sujetadores de embarazo con un buen soporte tanto en la parte de delante como en la espalda. El empleo de sujetadores ajustados o no adecuados podría constreñir las glándulas mamarias o causar molestias adicionales en las mamas.

¿CUÁNDO INFORMAR A LOS COMPAÑEROS DE TRABAJO?

Ahora puede ser un buen momento para empezar a pensar en el momento de decirles a tus colegas que estás embarazada. La mayoría de los expertos creen que se debe permitir que los compañeros de trabajo conozcan la situación antes de que se note mucho el embarazo (por lo general alrededor del segundo trimestre). El desarrollo de un plan proactivo para tu baja de maternidad ayuda a construir la confianza y podría mejorar tus relaciones de trabajo. Puedes elegir un momento diferente para tus amigos cercanos y familiares.

LOS SÍNTOMAS NASALES

Los cambios en el volumen sanguíneo y los niveles de progesterona pueden contribuir a la congestión nasal, secreción nasal e irritación (también llamada rinitis del embarazo). Algunas mujeres pueden experimentar diversos síntomas como sequedad nasal o incluso algunas hemorragias nasales. Los síntomas tienden a ocurrir en estadios tempranos del embarazo, pero puede desarrollarse en cualquier momento. Desafortunadamente, la mayoría de los tratamientos seguros para tomar durante el embarazo no son muy eficaces. Tu obstetra puede sugerir irrigación con solución salina o un antihistamínico. Siempre consulta a tu médico antes de tomar cualquier nuevo medicamento durante el embarazo.

MOLESTIAS ABDOMINALES

Mientras que el feto en desarrollo es todavía bastante pequeño en esta etapa (poco menos de 5 cm de longitud), el abdomen puede llegar a ser un poco más prominente. Esta denominada "protuberancia del bebé" puede ser más o menos evidente por varias razones. Hay varios factores que incluyen hinchazón abdominal y en el aumento del tamaño de su útero, que ahora posee el tamaño de una naranja. El útero es en realidad un músculo ahuecado que crece con el fin de acomodar los fluidos, el flujo sanguíneo y prepararse para el crecimiento futuro del feto.

Tu útero ha crecido desde su tamaño original (similar al puño de una mujer), hasta aproximadamente el tamaño de una naranja grande. Combinado con digestión lenta, estreñimiento y una ligera distensión abdominal, es muy común que las mujeres experimenten una leve molestia abdominal en las primeras etapas del embarazo. El dolor severo o el dolor asociado con el sangrado se debe informar al médico. Para minimizar las molestias, se pueden beber muchos líquidos, aumentar la ingesta de fibra, comer porciones más pequeñas y evitar los alimentos que causen ardor de estómago. Infusiones de menta caliente, té, el cambio de posición o un suave masaje también puede ayudar a asentar el estómago.

DESPISTAJE DE ENFERMEDADES FETALES EN EL PRIMER TRIMESTRE

En torno a las 11-13 semanas se debe realizar un estudio ecográfico para ayudar a detectar ciertas anomalías cromosómicas, incluyendo síndrome de Down. El análisis se realiza mediante la combinación de un simple análisis de sangre y el ultrasonido para medir la cantidad de líquido que rodea el área del cuello del feto, llamado translucencia nucal. En general, una zona más gruesa con más líquido aumenta su puntuación de riesgo. Este examen se puede realizar vía transvaginal, vía abdominal o combinado, además de darnos los datos para descartar en un 80% aproximadamente las anomalías cromosómicas, también se puede buscar la presencia o no del hueso nasal, la circulación en el ductus venoso, medir la longitud del cuello uterino y la resistencia de las arterias uterinas maternas eso nos ayuda al descarte temprano de hipertensión arterial inducida por el embarazo y parto pretérmino. Es posible hasta una revisión inicial del corazón y sus válvulas. Tu obstetra revisará los resultados y te los explicará.

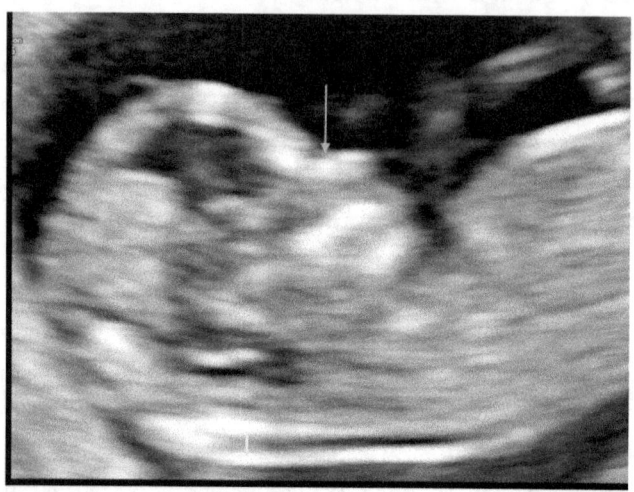

Figura13: Eco 2D. Gestación de 13 semanas. Se aprecian el hueso nasal (flecha) y dónde se realiza la medición de la Translucencia Nucal (línea amarilla)

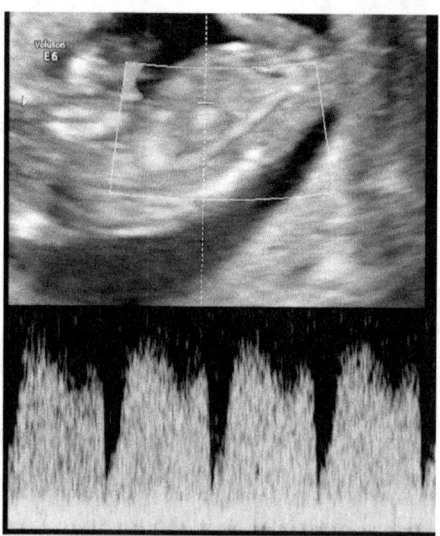

Figura 14: Eco Doppler. Gestación de 12 semanas. Identificación y evaluación del ductus venoso de Arancio. (Normal)

SÍNDROME DE DOWN

Actualmente, tienes la opción de someterte a la detección de ciertas enfermedades genéticas como el síndrome de Down (también conocido como Trisomía 21). Varios factores aumentan el riesgo del síndrome de Down, incluyendo la edad materna y antecedentes de trastornos genéticos. A los 35 años, el riesgo de una mujer para la realización de un feto con síndrome de Down es de aproximadamente 1 en 250. A la edad de 45 años, el riesgo aumenta a 1 de cada 20, esto es igual a decir que compraste un ticket de lotería donde solo hay 20 números. La prueba de cribado inicial para el síndrome de Down consiste en un análisis de sangre y una ecografía que se realiza normalmente durante el examen del primer trimestre (semanas 11-13). Si la prueba de detección inicial muestra un aumento del riesgo de síndrome de Down (calculado sobre la base de los niveles hormonales, la edad y los resultados de la ecografía de la translucencia nucal), se realiza a continuación una prueba más definitiva. Estas pruebas incluyen la prueba de vellosidades coriónicas y amniocentesis. En algunos casos, una alternativa al examen del primer trimestre consiste en una prueba de sangre realizada en el 2 ° trimestre aunque es menos sensible que la del primer trimestre.

BIÓPSIA DE VELLOSIDADES CORIALES

En algunos embarazos de alto riesgo, o si tu obstetra está preocupado por el resultado de la prueba de detección inicial o por tu historial médico, se puede hacer un análisis de las vellosidades coriónicas. Esta prueba consiste en tomar una pequeña biopsia de la placenta para detectar el síndrome de Down, anemia de células falciforme u otros desórdenes genéticos. Con esta prueba, puede haber una posibilidad de aborto involuntario (alrededor de 1 en 300), así que no tengas miedo de preguntar a tu obstetra cualquier duda que tengas antes de seguir adelante con este procedimiento y firmar el consentimiento informado.

ADN DE CELULAS FETALES EN SANGRE MATERNA

Gracias a los avances médicos y tecnológicos recientemente se ha desarrollado una técnica no invasiva (excepto el pinchazo para extraer sangre del brazo materno) para el diagnóstico de anomalías cromosómicas fetales. La detección en sangre materna de ADN (ácido desoxirribonucleico) del feto, es una prueba diagnóstica prenatal que cada vez está cobrando más interés dentro de las consultas de obstetricia y en especial en los embarazos de alto riesgo.

Se trata de realizar un análisis de sangre a la madre para detectar células de su feto y así poder analizarlas. Realmente lo que se analiza en su componente genético, el ADN, para poder diagnosticar de forma precoz el sexo del feto. Esto se puede conocer porque, si es un varón, aparecerán en la sangre materna células con cariotipo XY, mientras que si es una mujer, sólo aparecerá el cromosoma X, ya que el cariotipo femenino es XX. Es decir, si aparece el cromosoma Y, podemos decir que el feto será un varón y si sólo a parece el cromosoma X (aunque no podamos diferenciar si viene de la madre o del bebé) será una mujer.

Pero ¿cuál es realmente la ventaja de esta prueba diagnóstica? Ya tenemos otras pruebas muy fiables de diagnóstico del sexo fetal como la ecografía, la biopsia corial o la amniocentesis. Lo interesante de esta prueba es que se puede detectar el sexo fetal muy precozmente, además de no acarrear riesgo de aborto.

La detección de ADN fetal en sangre materna puede hacerla en la semana 7 del embarazo, cuando aún en la ecografía apenas se determinan característica fetal y el embrión mide algo más de un centímetro. Algunos genetistas abogan por esperar a la semana 9 para realizarla, para que sea más fidedigna. En la práctica diaria, muchos laboratorios genéticos realizan una primera determinación de ADN fetal en sangre materna en la semana 7 de gestación y la repiten en la semana 9 para confirmar los resultados.

¿Puedo pedir a mi ginecólogo que me la haga?

Otra pregunta que nos surge es, ¿en que casos puede ser útil realizar esta prueba? Está claro que es una técnica muy costosa (por ahora) y no puede emplearse solamente por capricho de los padres para conocer el sexo de su bebé en las primeras semanas de gestación.

¿ESTÁS O TE SIENTES CANSADA?

Una fatiga significativa es común, especialmente durante las primeras semanas del embarazo. Las razones para este hecho no están claras, pero pueden deberse a un aumento en el gasto cardiaco, los altos niveles de progesterona, y/o dificultad para dormir. Sin embargo, muchas mujeres experimentan un aumento de la energía en el segundo trimestre. Otra vez los cambios hormonales del embarazo se hacen presentes para explicar este fenómeno. No luches contra este síntoma. Como te insistí anteriormente, hazle caso siempre a los "mensajes" que te manda tu cuerpo: si tienes ganas de dormir, sencillamente duerme. Deberías descansar un mínimo de 8 horas diarias y conforme transcurre el embarazo deberías evitar el dormir boca arriba y siempre buscar dormir sobre tu lado izquierdo porque de esa manera le llega mayor cantidad de sangre a tu bebé. Al descansar procura elevar tus miembros inferiores de tal manera de prevenir las várices y evitar la congestión en tus miembros inferiores. Mientras tanto, es importante dormir la siesta, hacer ejercicio y comer alimentos equilibrados.

LATIDOS CARDÍACOS FETALES

Después de la semana 6, se puede apreciar el movimiento del corazón en una imagen de ecografía transvaginal. En la semana 12 ó 13, sin embargo, el sonido de los latidos del corazón del feto latiendo aproximadamente 150 veces por minuto a menudo se pueden escuchar con el uso de un dispositivo Doppler. Muchas mujeres dicen que escuchar el latido del corazón fetal por primera vez es muy reconfortante, incluso hay estudios que indican que les produce una sensación de tranquilidad.

¿PREOCUPADA POR LA CANTIDAD DE ESTUDIOS ECOGRÁFICOS QUE TE HAN REALIZADO?

Nunca se ha demostrado que practicar ecografías repetidas produzca algún daño al bebé. De hecho, con la introducción de los primeros aparatos de ecosonografía (se temió que pudiera haber algún grado de compromiso del nervio auditivo de los bebés) se han llevado a cabo estudios evaluando el nervio auditivo de la primera generación de niños que fueron sometidos a ecografías en la década de los 70, cuando se llevaban a cabo con aparatos menos sofisticados que los que poseemos actualmente, sin encontrar compromiso alguno.

¿CUÁNDO ES POSIBLE HACER DIAGNOSTICO DE SEXO FETAL MEDIANTE LA ECOGRAFÍA?

Con el eco abdominal existe una alta posibilidad de aciertos a partir de las 20 semanas, aunque en el caso de bebés con el sexo masculino el diagnóstico puede ser hecho antes. Con el eco vaginal puede diagnosticarse el sexo entre las semanas 13 y 16 de embarazo.

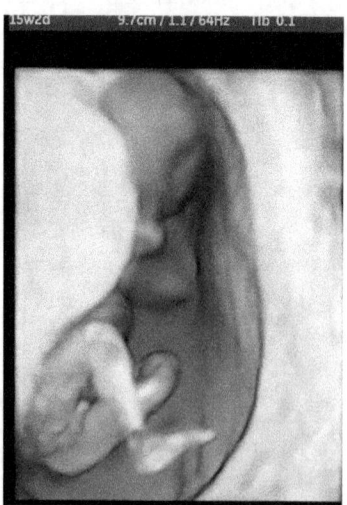

**Figura 15: Eco 3D. Gestación de 15 semanas.
Se aprecian genitales masculinos.**

RAYOS X

No se puede negar que los Rayos X tienen un efecto perjudicial sobre el embrión y sobre el feto pero solamente a ciertas dosis dependiendo del lugar irradiado y del momento de la gestación en la que esta irradiación ocurrió. El período desde la concepción hasta las 14 semanas de embarazo se considera como una época critica para la formación de órganos fetales de tal manera que existe la posibilidad de haber sido afectada, sin embargo hay que aclarar que los equipos de última generación producen una cantidad muy baja de radiación para realizar los estudios y muy probablemente el ser irradiada con una, dos y hasta 3 radiografías no producirá ningún daño al bebé. La única manera de saberlo es haciéndote practicar una dosimetría con un radiólogo experimentado que te va a decir si la cantidad recibida durante la exposición fue suficiente como para alterar el desarrollo de tu bebé. Así y solo así, podrán tu y tu obstetra saber que medidas tomar.

Después de las 15 semanas, el impacto sobre la formación de órganos es menor porque nos adentramos en una etapa en que lo que acontece es un aumento del tamaño de los órganos ya formados. En este caso vale lo mismo que se mencionó anteriormente. Cuando se trata de exploraciones con Rayos X características de una radiopelvimetria (que se indica al final del embarazo) no existe problema porque la cantidad de radiación recibida no supera el limite establecido como dañino.

MIEDO A ABORTAR ESPONTÁNEAMENTE

La preocupación por el aborto involuntario o espontáneo es natural y puede ser muy estresante. En esta etapa, puedes consolarte con el hecho de que la mayoría de los abortos involuntarios ocurren en las primeras semanas del primer trimestre. Mientras que hasta una quinta parte (20%) de todos los embarazos terminan en aborto involuntario, el riesgo disminuye un poco a medida que el embarazo progresa. Los riesgos de aborto involuntario incluyen la edad avanzada, el tabaquismo, el alcohol, ciertos medicamentos, exposición a toxinas, miomatosis, la mala salud materna y ciertos tipos de infecciones como la listeria, el sarampión, las paperas, la rubeola, el VIH y citomegalovirus. Muchas mujeres no tienen ninguno de estos factores de riesgo. Es importante discutir este tema con tu médico.

NOTAS

_____

_____

_____

_____

_____

Mi Foto

CAPITULO 4
SEMANAS: 13 A 16

Ahora entraste al segundo trimestre, esta es una época donde tendrás menos molestias generales, disminuye tu ansiedad y en algunos casos empieza a verse la ¡barriguita !

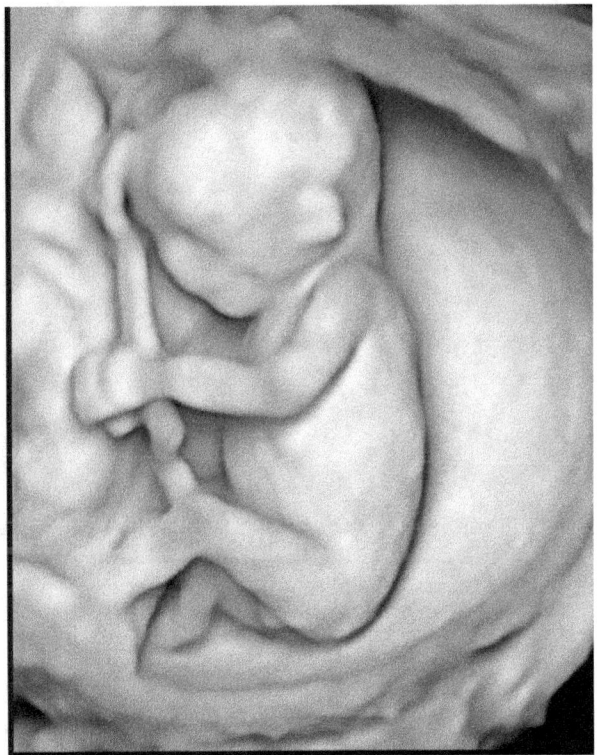

Figura 16: Eco 3d HDlive. Gestación de 13 semanas.

¡FELICIDADES!

Estás entrando en el segundo trimestre. Si todavía te sientes fatigada y con dificultades para dormir, te resultará muy gratificante saber que muchas mujeres presentan un mejor apetito y un cierto aumento en la energía a medida que avanzan por el segundo trimestre.

LA DÉCIMA TERCERA SEMANA

Tu nené mide unos 7 cms., La columna está completamente osificada, los intestinos están completamente dentro del abdomen fetal. Se puede apreciar la deglución.

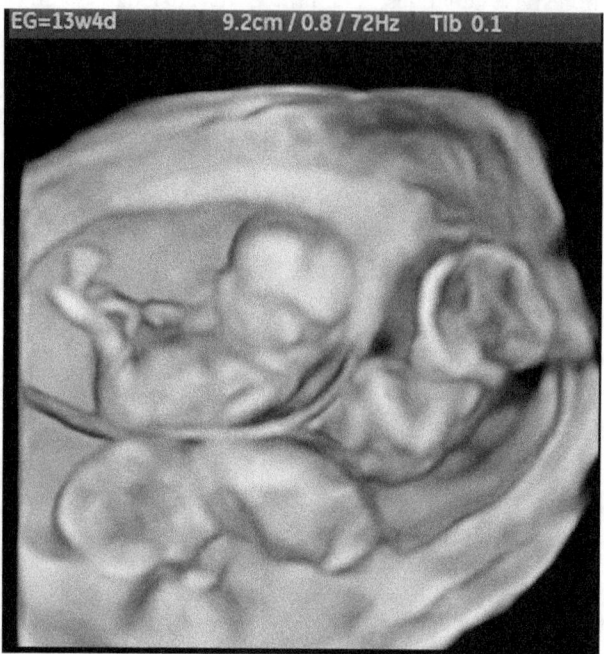

Figura 17: Eco 3D. Embarazo múltiple (Trillizos) a las 13 semanas de gestación.

CAMBIOS MATERNOS:

Estás empezando a ganar peso y a perder la cintura. Tu ropa habitual ya te queda ajustada. Empieza a aparecer la llamada "pancita". Tus senos están más grandes de lo habitual, aunque su crecimiento ya no es tan llamativo como al inicio de la gestación. Si antes del embarazo cada pecho pesa unos 200 gramos, al final de la gestación suelen alcanzar entre 400 a 800 gramos cada uno, dependiendo de cada mujer. La areola (el área circular que rodea el pezón) cada vez es más oscura y grande. Puede ser normal la secreción de leche amarillenta, llamada calostro, desde épocas tempranas del embarazo.

También es normal que aparezcan venas debajo de la piel de la mama, así como estrías que pueden llegar a ser de color rojizo.

A partir de la semana 13 de embarazo, empiezas a sentirte menos nauseosa y cansada. La aversión a algunas comidas que antes te gustaban, así como algunos olores concretos, continua. El reflujo y el ardor aparecen a partir de este momento en muchas pacientes.

CAMBIOS FETALES:

En la semana 13 de embarazo tu hijo ya pesa entre 13 y 20 gramos y mide entre 6,5 y 8cm de cabeza a rabadilla. Su crecimiento, a partir de ahora, y hasta la semana 25 va a ser muy rápido. Ya ha finalizado la formación de los distintos órganos, y a partir de esta semana lo que va a hacer tu hijo es crecer y aumentar el tamaño de sus órganos debido a una gran proliferación celular que es lo que caracteriza a esta etapa. En definitiva, va a haber un mayor crecimiento en longitud que en peso.

En cuanto a la morfología del bebé, sigue estando desproporcionada la cabeza con respecto al resto, midiendo aproximadamente la mitad de la longitud del cuerpo.

Los rasgos faciales se van modelando cada vez más. Los ojos, que al principio están muy separados entre si, se van juntando hacia el centro de la cara. Las orejas ya no se sitúan tan bajas, sino que su implantación está un poco por debajo de la de los ojos.

A las 13 semanas de embarazo, los genitales externos tienen una morfología distinguible incluso fuera del útero. Las asas intestinales ya no están dentro del cordón umbilical como al principio de la gestación donde formaban una hernia, sino que se sitúan dentro de la cavidad abdominal. Si así no ocurriese, se formaría el llamado onfalocele y habría que operarlo tras el nacimiento.

LA CONSULTA PRENATAL:

En la ecografía de las 13 semanas de embarazo, se diferencian perfectamente la cabeza, los brazos, las piernas y el torso. Se aprecian las órbitas de los ojos y la boca abriéndose y cerrándose. Puede visualizarse al bebé chupándose el dedo. Es normal verle dando patadas y moviendo los brazos. En esta semana todavía se puede realizar la medición de la traslucencia nucal y el screening bioquímico ya comentado anteriormente.

A partir de este momento puedes vacunarte contra el virus de la gripe si tu obstetra lo considera necesario. Antes de la semana 13, no se aconseja ponerse la vacuna de la gripe, ya que, como ya se ha explicado es el periodo de máxima formación de los órganos.

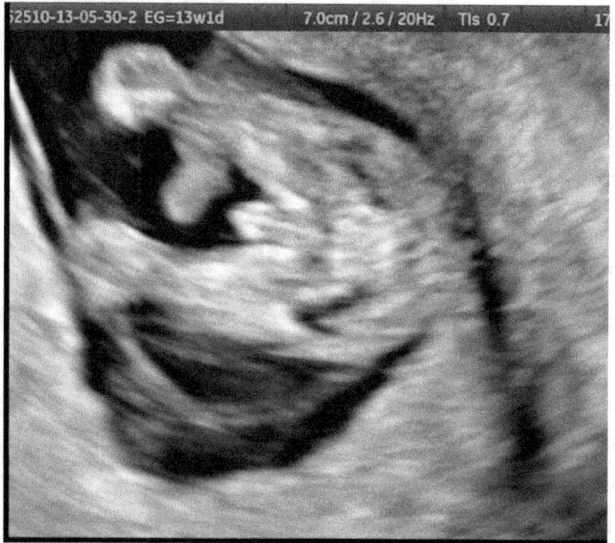

Figura 18: Eco 2D. Embarazo de 13 semanas. Sexo Masculino

LA DÉCIMO CUARTA SEMANA

Las medidas que tiene tu bebé ahora son de 9 cms., la cabeza está mejor proporcionada comparada con el cuerpo.

CAMBIOS MATERNOS:

Notarás que las encías te sangran más frecuentemente con el cepillado de los dientes. Esto se debe a un engrosamiento de las mismas y una mayor vascularización (capilares sanguíneos). Es importante el lavado bucal con un cepillo de cerdas blandas y un dentífrico especial para encías sensibles. Un enjuague bucal después del cepillado puede ayudarte a cuidar tus encías.

A nivel de la nariz ocurre lo mismo. El aumento de los vasos sanguíneos a nivel de las paredes nasales, hace que puedas sangrar con mayor facilidad al sonarte. El sangrado a través de las encías se llama gingivorragia y el nasal epistaxis.

CAMBIOS FETALES:

En la semana 14 de embarazo el feto ya mide entre 8 y 9cm y su peso es de 25 gramos. El cuello empieza a elongarse y eso hace que las orejas se desplacen hacia arriba. La cabeza sigue estando flexionada, de tal forma que la barbilla está constantemente tocando el pecho. Aparecen los labios en la boca. Los ojos siguen cerrados. La piel es muy fina, por lo que brillan los vasos sanguíneos a través de la superficie del cuerpo.

LA CONSULTA PRENATAL:

En la ecografía de las 14 semanas de embarazo, se aprecian los cristalinos dentro de los ojos. Se pueden diferenciar distintas estructuras cerebrales. Con aparatos de alta resolución, pueden contarse los dedos de la mano, siempre que el feto nos los muestre.

LA DÉCIMO QUINTA SEMANA

Tu bebé mide aproximadamente 10 cms y con un peso de 50 gramos.

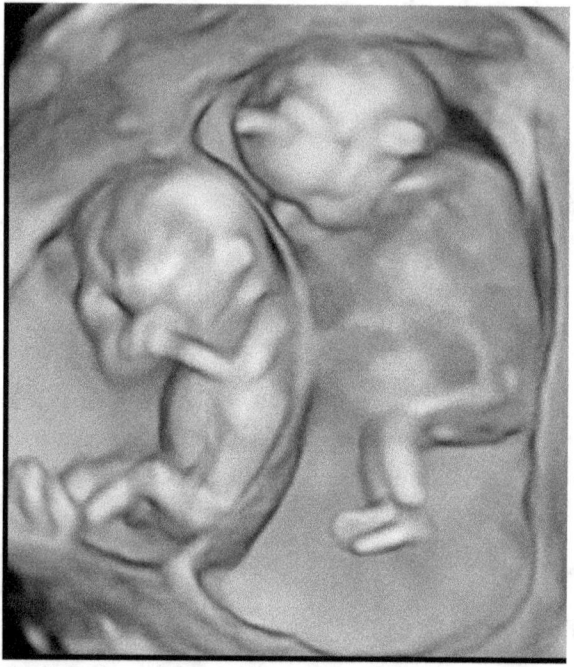

Figura 19: Eco 3D. Gestación gemelar de 15 semanas.

CAMBIOS MATERNOS:

Algunas embarazadas experimentan una sensación de taponamiento nasal desde el comienzo del segundo trimestre hasta el final del embarazo, que impide respirar y hablar correctamente. Es la llamada rinitis gravídica y se debe a un aumento en el tamaño de los cornetes nasales. Algunos fármacos utilizados para las alergias primaverales como los antihistamínicos, pueden mejorar parte de este síntoma. Pero no conviene abusar de ellos y la realidad es que la rinitis no va a desaparecer del todo hasta después del parto.

En el embarazo pueden aparecer o aumentar el número de lunares o pecas en cualquier parte del cuerpo. Si observas que algún lunar de los que tenías aumenta mucho de tamaño, cambia de coloración, de forma o se hace más abultado, deberás consultar a un dermatólogo. Además son frecuentes las manchas en la cara debido al aumento de melanina durante el embarazo, por lo que deberás cuidarte con cremas de alta protección solar.

La línea marrón que aparece entre el pubis y el ombligo se llama línea nigra y también se debe a un aumento de melanina a ese nivel. Esta suele desaparecer unos 6 meses después del parto.

Durante la semana 15 de embarazo, también es normal que aparezca vello y pequeñas verrugas en la pared abdominal. A veces pueden producir picor.

CAMBIOS FETALES:

En la semana 15 de embarazo el feto mide entre 9 y 10cm y pesa unos 50 gramos (el doble que la semana anterior). Una capa fina de pelo llamada lanugo recubre la gran parte del cuerpo del bebé. Su piel es muy fina y a través de ella se podrían ver los vasos sanguíneos que circulan por debajo.

Los ojos siguen separados aunque cada vez se acercan más a la raíz nasal. En las orejas se distinguen las distintos pliegues que las componen. La barbilla se empieza a despegar del tórax. A nivel de los huesos, se inicia la osificación ya que cada vez son más fuertes y retienen más calcio.

LA CONSULTA PRENATAL:

A principios del segundo trimestre se puede realizar otra prueba de diagnóstico prenatal que es el llamado Screening bioquímico del segundo trimestre. En dicha prueba se determina, mediante un análisis de sangre, los valores de la b-hCG y de la alfafetoproteina. Una alteración en sus niveles indican mayor riesgo de cromosomopatías y la necesidad de confirmarlo mediante una amniocentesis.

En muchas clínicas privadas realizan el llamado triple test entre la semana 15 y 17 de embarazo. Consiste en la realización de un análisis de sangre para determinar los niveles de dos hormonas (b-hCG y estrógeno placentario) y una proteína (alfafetoproteina). Los valores de estas tres sustancias junto con la edad materna establece un porcentaje de riesgo de posibles malformaciones cromosómicas. Para confirmar el diagnóstico es indispensable la realización de una amniocentesis, pues no siempre que los valores del triple test salen alterados, indican que el feto vaya a tener una malformación. El triple test ya no se recomienda en los protocolos de algunas sociedades de Obstetricia y ginecología.

LA DÉCIMO SEXTA SEMANA

Las medidas ahora son de 12 cms y un peso de 70 gramos aproximadamente.

CAMBIOS MATERNOS:

Algunas embarazadas comienzan a notar que su bebé se mueva a partir de la semana 16 de embarazo, aunque lo normal es que sea un poco después. Los movimientos fetales los describen como burbujas, gases, aleteos de mariposa o culebrillas moviéndose.

Las caries dentales y gingivitis son más frecuentes durante el embarazo. Esto se debe al déficit de vitaminas como la riboflavina, piridoxina y folatos, que conlleva a una retención de alimentos en las muelas. Debes saber que en muchos centros de salud existe un programa de revisión bucodental para embarazadas. Lo llevan a cabo los odontólogos y se realiza una vez al trimestre. Consiste en realizar un diagnóstico de infecciones o alteraciones en las encías, dientes y muelas, pero no se encargan de empastar ni extraer piezas dentarias en caso de encontrarlas alteradas.

También hay gestantes que refieren un aumento de la salivación y puede aparecer al principio del embarazo manteniéndose hasta el parto. Esta salivación profusa llamada sialorrea o ptialismo parece deberse a un aumento en los niveles de estrógenos. Se recomienda realizar enjuagues astringentes y abandonar el tabaco. En algunas ocasiones es preciso administrar fármacos colinérgicos.

Los calambres nocturnos son frecuentes a partir de la segunda mitad del embarazo. Suelen ser contracciones involuntarias y dolorosas a nivel de las pantorrillas que llegan a despertar a la embarazada. Se deben a la compresión de los nervios de las piernas por parte del útero que ya está bastante aumentado de tamaño, a la insuficiencia de la circulación sanguínea periférica y a los niveles bajos de calcio y potasio circulantes. Lo mejor es masajear la zona contracturada y hacer estiramientos pasivos. Una dieta rica en potasio como el plátano o las pasas pueden evitar la aparición de los calambres. No se ha demostrado que la ingesta de calcio mejore los síntomas. Un remedio casero son las infusiones de ortiga y semillas de apio. Los baños con agua una infusión de diente de león también resultan eficaces.

CAMBIOS FETALES:

En la semana 16 de embarazo el feto mide entre 10,8 a 11,6cm y pesa 80 gramos. Todo su cuerpo y su cabeza están recubiertos de lanugo. Donde primero aparece el pelo del feto es en las cejas y encima del labio superior. Tras el nacimiento, el pelo se cae y es reemplazado por un pelo más grueso que nace de nuevos folículos pilosos. También aparecen las uñas de las manos y de los pies y se diferencian de los dedos. Las piernas son más largas que los brazos y se mueven con mucha frecuencia. Se diferencian rodillas, tobillos, codos y muñecas. Los dedos de las manos se abren y cierran, aunque lo normal es que las manos estén cerradas y sólo se vean los dos puños.

LA CONSULTA PRENATAL:

Entre la semana 16 y 18, algunos centros médicos o especialistas de forma individual, realizan únicamente la determinación de la alfafetoproteina. Los niveles aumentados de esta proteína indican un mayor riesgo de defectos del tubo neural como la espina bífida, mientras que cuando están disminuidos se eleva el riesgo de que tu hijo tenga el Síndrome de Down. Esta prueba ya no se realiza en la mayoría de los centros médicos obstétricos, porque la determinación de la alfafetoproteina por si sola tiene muchos resultados erróneos (falsos positivos) que crean más ansiedad en la embarazada.

ANTOJOS

Gracias a una disminución de las náuseas y al crecimiento del feto que se está desarrollando, tus ganas de comer pueden haber regresado. Los antojos de comida son comunes en esta época. Recuerda que los alimentos saludables son buenos, pero no deberías aumentar demasiado el consumo de dulces, carbohidratos o grasas, al igual que no debes incrementar el consumo calórico total. De hecho, el cuerpo requiere sólo un extra de 300 calorías al día para apoyar el crecimiento del feto en desarrollo. Un ejemplo del equivalente nutricional y calórico de 300 calorías incluye un vaso de leche y dos pedazos de pan integral tostado.

ESTREÑIMIENTO

Los niveles de tus hormonas y la presión del útero sobre los intestinos pueden contribuir al estreñimiento. Recuerda que debes permanecer bien hidratada y comer mucha fibra para ayudar a aliviar estos síntomas. Los elementos probióticos que se encuentran en algunos yogurts también puede ayudar. Alimentos con un alto contenido en fibra incluyen el salvado de avena, jugo de ciruela, trigo y frutas y verduras frescas.

URTICARIA

Cualquier erupción nueva debes ponerla en conocimiento de tu médico ya que algunas erupciones de la piel puede ser un signo de una infección sistémica viral u otra enfermedad. Las ronchas que pican no son poco comunes en el embarazo y puede ser provocadas por cambios en los niveles hormonales. Una forma particular de urticaria se llama erupción polimorfa del embarazo, pápulas pruriginosas urticariformes y placas del embarazo. Si padeces este tipo de urticaria puedes sentirte incómoda, pero no es dañina. Consulta a tu obstetra antes de comenzar a tomar cualquier medicamento nuevo.

TÉCNICAS DE DIAGNOSTICO PRENATAL

Son técnicas que permiten diagnosticar problemas que pudiera presentar el bebé que viene en camino (Tanto cromosómicos como estructurales).

Estas técnicas pueden ser:

1.- Invasivas: implican cierto grado de riesgo de pérdida fetal y se caracterizan por tener un altísimo porcentaje de certeza diagnóstica; comprenden la biopsia de vellosidades coriales, la amníocentesis, la cordocentesis.

2.- No lnvasivas: evalúan el riesgo fetal a través de la ecografía y los análisis bioquímicos y comprenden, entre otros, la medición del espesor de la nuca entre las semanas 11 y 13 semanas + 6 días para descartar el riesgo de Síndrome de Down y la medición de marcadores séricos maternos.

¿EN QUÉ CASOS SE DEBEN PRACTICAR PRUEBAS DE DIAGNOSTICO PRENATAL NO INVASIVAS? ¿CUALES SON Y EN QUE MOMENTO SE HACEN?

Las pruebas de diagnóstico prenatal no invasivas son pruebas de despistaje como tales no están indicadas en una paciente específica. Es decir, se pueden indicar y practicar en cualquier mujer embarazada. Estas pruebas se basan en la medición de un marcador bioquímico en sangre y en una evaluación especializada en el primer trimestre del embarazo. Como pruebas de despistaje, sólo sirven para decidir si se practican pruebas de diagnóstico invasivas como la amniocentesis y la por lo tanto, no se justifica practicarlas en pacientes que tienen clara indicación para pruebas de diagnóstico invasivas.

Existen dos pruebas:

1.- El cálculo de riesgo estadístico prenatal por despistaje con marcadores medidos en sangre materna como la alfafetoproteína, la gonadotrofina coriónica humana y el estriol no conjugado para hacer despistaje de problemas cromosómicos como el síndrome de Down (Trisomía 21) y el Síndrome de Edwards (Trisomía 18) y defectos del tubo neural (Como el mielomeningocele, la espina bífida, etc). Esta prueba se practica entre las 13 y las 19 semanas de embarazo.

1. La Prueba Combinada: Consiste en medir marcadores bioquímicos en sangre materna y medir la translucencia nucal (que es la cantidad de líquido acumulado en la nuca del bebé), Esta prueba se practica entre la semana 11 y la 13 + 6 días y permite hacer despistaje de problemas cromosómicos como el sindrome de Down y el Sindrome de Edwards, además de otros problemas cromosómicos y la posibilidad de detección por sospecha de cardiopatías congénitas en el bebé. Esta prueba tiene mayor sensibilidad y puede llegar a detectar o descartar hasta el 85% de los síndromes de Down siempre y cuando el estudio ecográfico lo realice un obstetra calificado o con entrenamiento para hacerla.

¿QUÉ INCONVENIENTES TIENEN ESTAS PRUEBAS MENCIONADAS ANTERIORMENTE?

Tienen el gran inconveniente de que estas pruebas tienen su índice de falsos positivos de un 10 al 15 % si se realiza siguiendo los protocolos debidos (es decir, la prueba sale positiva siendo el bebé normal); si son positivas implica que la paciente debería practicarse una amniocentesis o una cordocentesis: como los resultados pueden demorar 3 o 4 semanas se genera mucha ansiedad en la madre hasta el momento de conocer el verdadero resultado.

¿EN QUÉ CASOS ES CONVENIENTE PRACTICAR PRUEBAS DE DIAGNÓSTICO PRENATAL INVASIVAS? ¿CUÁLES SON Y EN QUÉ MOMENTO SE HACEN?

Las de díagnóstico prenatal en los siguientes casos:

1. Edad materna mayor de 35 anos.
2. Hijo anterior con Sindrome de Down u otra cromosomopatía.
3. Hijo anterior diagnosticado con anomalías múltiples
4. Antecedente de abortos espontáneos múltiples.
5. Antecedentes familiares de problemas cromosómicos.
6. Trastornos ligados al cromosoma X
7. Enfermedades metabólicas maternas.
8. Ansiedad materna por saber que su bebé está sano.
9. Pruebas de despistaje no invasivas sospechosas o positivas.

Se pueden practicar las siguientes pruebas:

1.- La Biopsia de Vellosidades coriales que consiste en extraer una pequeña muestra de tejido del que va a formar la placenta y se realiza entre las 8 y las 12 semanas:

2.- La Amniocentesis que consiste en la extracción de liquido amniótico y se practica a partir de las 14 semanas y antes de las 20 semanas, y

3.- La cordocentesis que consiste en la extracción de sangre fetal y se practica a partir de las 20 semanas de embarazo.

Cuál prueba practicar y porqué hacerlo debe ser bien discutido abiertamente con tu obstetra.

EVALUACIÓN DEL SEGUNDO TRIMESTRE

Alrededor de la semana 14-20 algunos médicos somos partidarios de realizar una evaluación del segundo trimestre, preferiblemente en combinación con una prueba del primer trimestre, con el fin de calcular el riesgo de anomalías genéticas y ciertos defectos congénitos como el síndrome de Down o la espina bífida. Si no te hiciste la evaluación durante el primer trimestre, tu obstera puede calcular el riesgo de defectos en el desarrollo utilizando sólo los datos de la prueba de detección precoz del segundo trimestre. Si el riesgo calculado para los defectos de nacimiento o anormalidades aumenta como resultado de este examen, el médico puede recomendar la realización de una prueba más invasiva, pero definitiva, como es la amniocentesis.

AMNIOCENTESIS

En el caso de que las pruebas de detección iniciales demuestran un mayor riesgo o si tienes ciertos factores de riesgo, tu médico puede sugerir la amniocentesis. Esta prueba consiste en tomar una pequeña muestra del líquido que rodea al feto para detectar el síndromes de Down Edwards, Patau, fibrosis quística y otras enfermedades. Debido a que es una prueba invasiva, hay una pequeña probabilidad de aborto involuntario. En estudios previos se observó que el riesgo de aborto involuntario con la amniocentesis fue tan alto como de 1 cada 250, pero estudios más recientes indican que el riesgo es probablemente muy inferior (menos de 1 en 350). Asegúrate de discutir los riesgos y beneficios potenciales de esta prueba con tu obstetra.

AUMENTO DE PESO

En esta etapa la mayoría de las mujeres han ganado aproximadamente 2 a 3 kg de peso. Para una mujer de contextura mediana, el objetivo es engordar menos de 1/2 kg por semana durante las próximas 25 semanas de embarazo. El aumento de peso total será de unos 12 kg, de los que aproximadamente 2/3 pertenecen al feto, la placenta, el útero y el líquido amniótico. El cálculo del aumento de peso de manera individual depende del peso antes del embarazo y puede variar desde unos 7 a 18 kg, dependiendo de las recomendaciones de tu obstetra. En términos generales se acepta que una mujer embarazada debe aumentar en total entre 9 y 12 kilogramos durante todo el embarazo. Ellos se traduce en que una paciente no debería ganar más de uno y medio a 2 kg por mes después del primer trimestre. Si de un mes a otro gana más que ese rango establecido su obstetra se verá obligado a indicarle una dieta en la que de entrada deberá disminuir por suprimir todas las fuente de carbohidratos, azucares, harinas, pastas, pan y cereales. Cualquier ganancia de peso por encima del tope establecido significa kilos de exceso de peso en su cuerpo que son muy difíciles y lentos de eliminar dado los grandes cambios metabólicos y hormonales que experimenta una mujer durante el embarazo después de él.

VIAJES

Si las náuseas y la fatiga remiten durante el segundo trimestre, podrías considerar la posibilidad de tomar un día de vacaciones. Los viajes durante el segundo trimestre puede ser una buena opción para algunas mujeres, ya que se encuentran menos agobiadas por los síntomas del primer trimestre y no han subido de peso lo suficiente como para hacerles las cosas tan incómodas. Puede haber algunas consideraciones especiales para embarazos de alto riesgo, vuelos de larga duración, y ciertos destinos de viaje, así que habla con tu obstetra antes de planear cualquier viaje. Tu médico puede sugerir ponerte de pie y caminar por el pasillo del avión con frecuencia durante los vuelos largos para ayudar a reducir el riesgo de coágulos de sangre. Se recomienda dejar de volar por completo después de las 36 semanas de gestación.

Los problemas potenciales de los viajes durante el embarazo dependen del momento en que se efectúen (edad del embarazo) y del medio de transporte utilizado para ello. Existe consenso entre los obstetra a nivel mundial por parte de las sociedades científicas que el período del embarazo más seguro para que una mujer pueda viajar es en el segundo trimestre (es decir, entre las semanas 18 y 28). En otras palabras podemos concluir que los períodos más riesgosos para viajar son el primero y el tercer trimestre).

¿EN QUÉ CIRCUNSTANCIAS NO SE RECOMIENDA VIAJAR DURANTE EL EMBARAZO?

Existen destinos en los que el viaje de una mujer embarazada representa riesgos adicionales, por ejemplo:

1. Areas donde se recomiendan o se requieran vacunas con virus vivos das cuales están contraindicadas durante el embarazo.

2. Areas endémicas para una enfermedad o con brotes epidémicos en la actualidad (por Ej. Dengue, Malaria, Neumonía Atípica, etc.)

3. Areas o altitudes elevadas ya que hay más predisposición a mareos, desmayos, debidos a la baja tensión de oxígeno en el aire y si la paciente proviene de un lugar que está a nivel del mar pueden producirse estas molestias.

¿QUÉ CONDICIONES MÉDICAS CONTRAINDICAN UN VIAJE DURANTE EL EMBARAZO?

Se debería advertir el peligro de viajar durante el actual embarazo, en las siguientes condiciones:

1.- Amenaza de Aborto.

2.- Incompetencia cervical.

3.- Anemia severa actual.

4.- Rotura prematura

5.- Amenaza de parto prematuro.

6.- Preeclampsia

7.- Anormalidades de las membranas

8.- Enfermedad Tromboembólica

9.- Embarazo Gemelar

10- Enfermedad valvular del corazón cardíaca congestiva.

11.-Insuficiencia placentaria

12.-Enfermedad crónica que amerite intervenciones médicas frecuentes.

VIAJES POR VIA TERRESTRE

Cuando los viajes son por tierra, deben planearse escalas cada una a dos horas para estirar las piernas de tal manera de mejorar la circulación sanguínea de por sí enlentecida por la posición sentada prolongada y el mismo embarazo (y de esta manera evitar los calambres). En estas escalas también puedes aprovechar de orinar (lo cual ocurre con mucha frecuencia por tu embarazo). Es preferible planificar estos viajes en horas del día en donde la temperatura sea fresca. Es importante que lleves ropa cómoda y holgada (incluyendo los zapatos). El cinturón de seguridad debe colocarse cada vez que ingresa al vehículo alrededor de su cintura y no sobre su abdomen. Algunas veces resulta conveniente ingerir un té de tilo o manzanilla antes de iniciar el viaje y/o analgésicos con acetaminofén y/o un antiespasmódico (no deben usarse anti inflamatorios) de tal manera de aminorar el impacto que supone la vibración del vehículo sobre la pelvis femenina y que puede generar una sensación de disconfort o congestión a nivel de las caderas (habitualmente cede al reposar después de llegar a su destino). Resulta también conveniente llevarse una almohada que debe ser colocada a nivel de su espalda, en la región lumbar, para evitar dolores a ese nivel. Es importante que evites consumir alimentos en el camino y que lleves contigo todo aquello que consideres necesario; en el caso de necesitar ingerir algo, adquiere sólo alimentos y bebidas envasados y sellados. Debes consumir abundante cantidad de agua para evitar deshidratarse (se recomienda ingerir por lo menos un litro de agua cada 3 horas).

VIAJES POR VIA AÉREA

Aparte de las mencionadas anteriormente, se recomienda que solicites un asiento que limite con el pasillo central o en la primera fila de tal manera que dispongas de más espacio y pueda estirarse y mantenerte cómoda durante todo el tiempo que dure el viaje. Es importante que lleves contigo un informe expedido por su Obstetra en donde se especifique las condiciones de su actual embarazo (SIN EMBARGO toda paciente que decida viajar por cualquier método de transporte lo hace a su riesgo). El cambio de presiones por el despegue y aterrizaje, pueden desencadenar actividad uterina iniciando de parto prematuro si la mujer es susceptible a ello, pero esto es únicamente en aviones no presurizados.

VIAJES POR VIA MARÍTIMA

Es recomendable evitar los viajes por mar durante los tres primeros meses en los que las náuseas están naturalmente incrementadas por la condición de base. De cualquier manera es conveniente anticiparse y tener a la mano la posibilidad de ingerir, profilácticamente, cualquier antiemético que sea indicado por su obstetra. Si el viaje por mar implica impactos a repetición (como el representado por un yate a alta velocidad y en contra de las olas) se desaconseja en forma absoluta y tajante la realización del mismo por la posibilidad de que se desencadene una Amenaza de aborto o Parto Prematuro.

PERMISOS PARA VIAJAR POR VIA AÉREA

Mientras las reglas varían de aerolínea a aerolínea existen algunas restricciones aplicables a las mujeres gestantes que deseen llevar a cabo viajes por avión. Desgraciadamente, cada aerolínea puede negarse a aceptar a una pasajera embarazada si consideran que hay un riesgo para su salud sin embargo si estás llevando una gestación sana y sin problemas y se niegan a que abordes puedes demandar ante las autoridades competentes en el aeropuerto (Defensoría, Ministerio público) que están coartando tu derecho al libre tránsito el cual es un derecho consagrado en la constitución y solo debes firmarles una exoneración de responsabilidad a la aerolínea y podrás viajar sin problemas. En cualquier caso se recomienda consultar con cada línea aérea y con suficiente antelación si existe alguna restricción y previa presentación de un certificado emitido por el obstetra avale que no existe ninguna contraindicación de viaje. En general se acepta que ninguna mujer embarazada debería viajar en avión después de las 36 semanas de gestación por la posibilidad de que se pueda desencadenar el parto lejos de su familia y de su obstetra. Por ejemplo, United Airlines establece en el caso de mujeres embarazadas que:

1. Se requiere de un informe médico si la madre va a viajar dentro de las cuatro semanas previas al a fecha probable de parto en un embarazo normal, no complicado.

2. Para vuelos domésticos de menos de cinco horas de duración, no se permite el viaje dentro de los 7 días previos y posteriores a la fecha de nacimiento. Si es necesario que viaje en este periodo, es necesario que presente un certificado médico así como la aprobación del Coordinador de Asistencia Especial de la aerolínea. Para el momento en que escribo estas líneas Enero 2014, me llamó una paciente con 40 semanas primeriza en trabajo de parto es decir con contracciones, ella estaba a 350 kms de la capital, le dije que acudiera a la clínica privada u hospital más cercano pero no hizo caso, abordó un avión comercial sin que nadie absolutamente nadie le solicitara ningún permiso o certificado y en unas 3 horas contando viaje por aire y terrestre estaba llegando a mi lugar de trabajo, parió sin complicaciones.

3. En los viajes internacionales o en aquéllos vuelos a través del mar, no se recomiendan los viajes dentro de los 30 días de la fecha de parto, a

menos que la madre sea examinada por un obstetra dentro de las 48 horas previas a la fecha de salida y sea certificada por escrito como estable, médicamente, para el vuelo. Los viajes dentro de los diez días previos a la fecha estipulada para el nacimiento deben ser evaluadas por los coordinadores de asistencia especial. Los viajes dentro de los siete días posteriores al nacimiento deben ser igualmente evaluados.

YA SE TE NOTA EL EMBARAZO

Debido al aumento del tamaño del útero y la distensión abdominal relacionada, algunas mujeres pueden comenzar a mostrar ya en la semana 11 aspecto de embarazada. Dependiendo de su peso previo al embarazo, el tono muscular abdominal y otros factores, algunas mujeres no se ven visiblemente embarazadas hasta después de la semana 20. Sin embargo, la mayoría de las mujeres se vuelven visiblemente embarazadas alrededor de la semana 16. La ropa juega un factor importante para determinar cuan prominente parece su vientre. La ropa premamá o bien puede ocultar o acentuar el vientre, dependiendo del estilo que elijas.

ALTURA DEL FONDO UTERINO

El útero, que ahora es del tamaño de un melón, ha comenzado a avanzar hacia tu ombligo. Esta posición más frontal ayuda a tu obstetra a comenzar a medir el tamaño del útero si todavía lo hace ya que el ultrasonido ha ido desplazando este análisis clínico de medir la altura uterina que se usaba para seguir el crecimiento del bebé ya que el ultrasonido le da la información del peso fetal muy acuciosamente y los obstetras que aún miden el fondo son probablemente sólo los que no poseen un equipo de ultrasonido a su disposición. Es útil que coincida esta medida con la edad gestacional estimada del feto. La posición delantera del útero también puede disminuir la presión sobre la vejiga, ayudando a aliviar la urgencia urinaria en algunas mujeres.

¿PUEDES TEÑIRTE EL CABELLO?

Si. Puedes teñirte el cabello utilizando sólo tintes a base de colorantes vegetales y a partir de las 15 semanas de gestación. No debes utilizar tintes que contengan amoníaco. Es importante que no abuses en este sentido y limitar el tinte del cabello a un máximo de dos veces durante el embarazo porque el mismo debilita el cabello y si bien durante el embarazo es normal que salga mucho cabello nuevo, después del mismo la madre puede estar perdiendo cabello hasta un año después del nacimiento del bebé (fenómeno normal dado los cambios hormonales producidos) y esto puede ser agravado por los tintes reiterados.

¿CUÁL HIERRO TOMAR?

A veces se prescriben suplementos de hierro bajo la forma de sales (sulfato, fumarato o citrato) que deben ser ingeridas con el estómago vacío para que se puedan absorber. Estas sales son muy irritantes del estómago y agravan las ya de por si molestosas náuseas características del embarazo. Existen muy buenas alternativas a estas sales que pueden ser ingeridas con las comidas sin menoscabo de su efectividad. Debes conversar con tu médico para que él te las prescriba. Algo que es importante tener presente es que ningún suplemento de hierro debe ser consumido en conjunto con los suplementos de calcio que habitualmente se prescriben durante el embarazo porque la absorción de ambos disminuyen perdiéndose la efectividad.

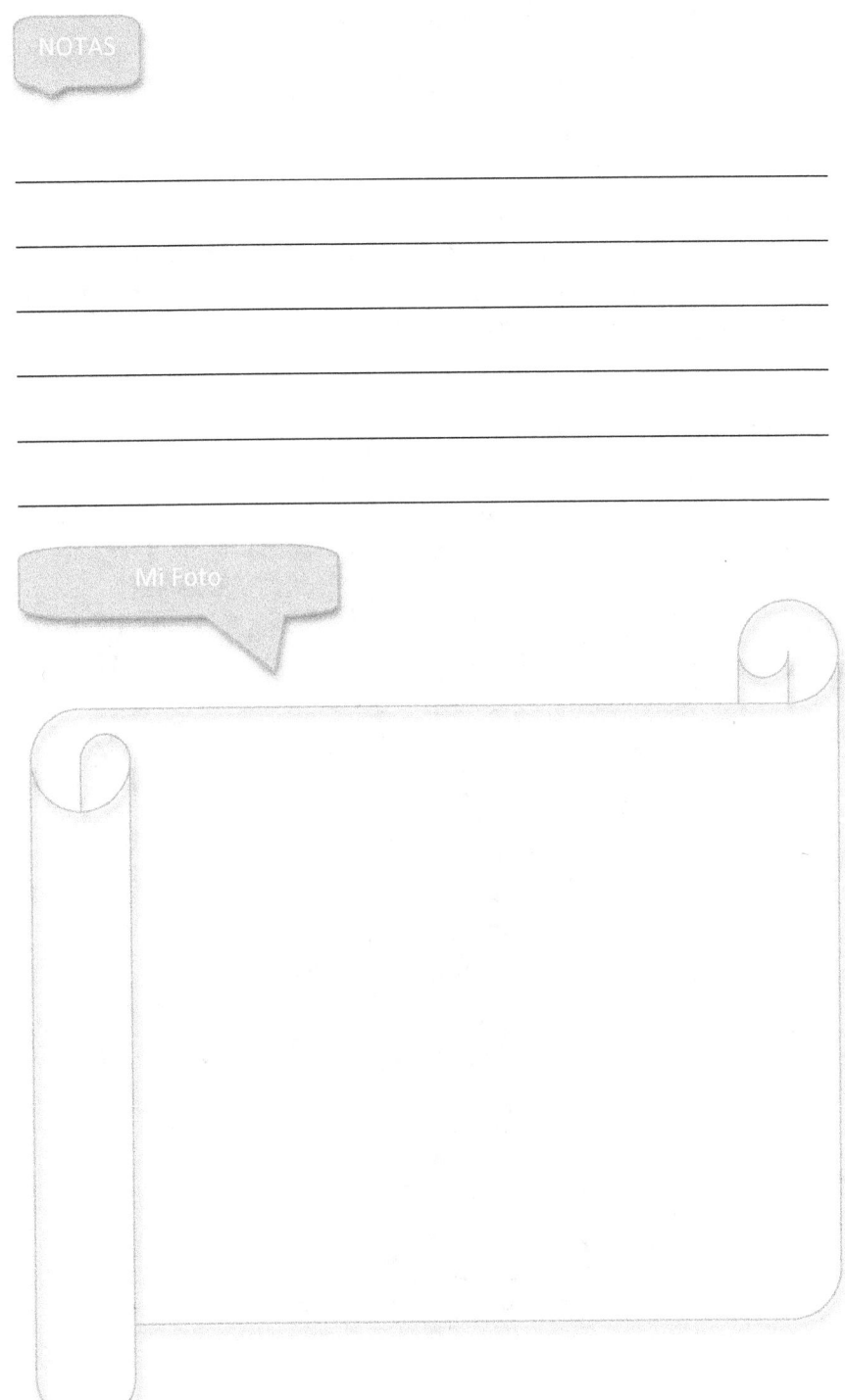

¡ESTOY EMBARAZADA!

CAPITULO 5
SEMANAS: 17 A 20

Al final de esta etapa vas a llegar a LA MITAD de tu embarazo, es decir 4 meses y medio. Tu bebé habrá llegado a un peso aproximado de entre 300 y 350 gramos. Es la época para realizarle un estudio ecográfico más profundo en cuanto a detectar anomalías anatómicas y cardíacas.

LA DÉCIMA SÉPTIMA SEMANA

Tu bebé pesa unos 150 gramos. Ya sus riñones producen orina. Su corazón late entre 130 y 150 latidos por minuto. Puede sentir vibraciones.

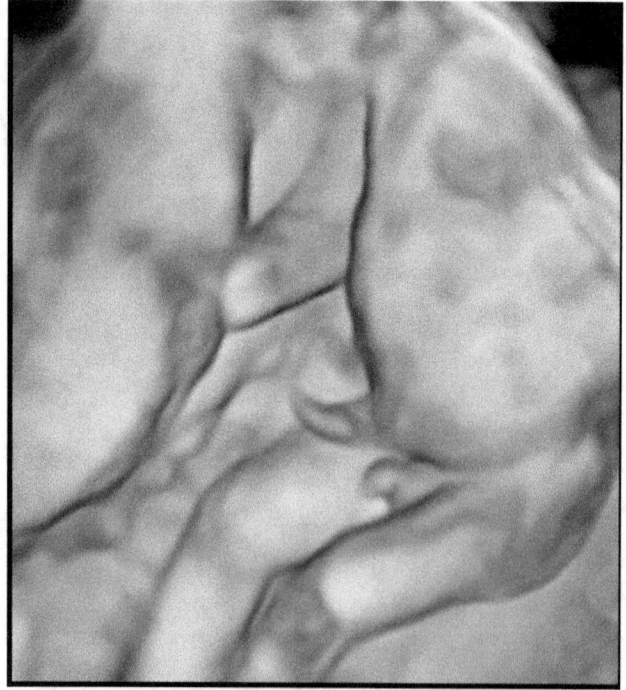

Figura 20: Eco 3d.Gestación de 17 semanas. Sexo Masculino

CAMBIOS MATERNOS:

En la semana 17 de embarazo, la parte baja del abdomen ya se nota agrandada e hinchada y has perdido la cintura, por lo que la ropa de embarazada, aunque te quede un poco grande, será con lo que más cómoda estás. El útero mide entre 4 y 5cm y cada vez su forma es más ovalada, desplazando hacia arriba las asas intestinales.

El útero está unido a la pared pélvica por unos ligamentos llamados ligamentos redondos. Estos ligamentos se elongan y engruesan con el embarazo a medida que el útero va creciendo lo que puede producir dolor o molestias a nivel abdominal. El dolor puede estar localizado en ambos lado o sólo en un lado y aumenta con determinados movimientos que tensan y estiran los ligamentos redondos. Por eso es importante que cuando aparezca el dolor te acuestes de lado (preferiblemente el lado izquierdo) y descanses. Lo importante que debes saber es que por mucho que a ti te duela, el bebé no se ve afectado.

Aunque tu hijo cada vez se mueva más frecuentemente y sus movimientos sean más fuertes, es raro que tu notes algo y te sigues sorprendiendo cuando ves a tu bebé moverse en la ecografía porque tú "no notas nada".

CAMBIOS FETALES:

Durante la semana 17 de embarazo el feto mide entre 11 y 12cm y pesa 100 gramos. Cada vez su aspecto se va pareciendo más al de un recién nacido. La grasa empieza a aparecer en todo su cuerpo. Es el llamado tejido adiposo y es importante para mantener el calor corporal y regular el metabolismo del organismo. El agua constituye un tercio de su cuerpo.

La posición habitual es semiflexionada con las manos a la altura de la barbilla y los pies cruzados por debajo de la salida del cordón umbilical. Pasa ratos dormido, y otros despierto en los que sus movimientos cada vez son más fuertes.

LA CONSULTA PRENATAL:

En caso de ser necesaria la Amniocentesis se realiza entre la 16 y la 18 semanas. Consiste en la extracción de líquido amniótico (unos 15ml) bajo visión ecográfica a través de una aguja fina que se introduce en el abdomen llegando hasta dentro del útero. La prueba duras unos minutos, pero luego debes estar 48 horas en cama haciendo reposo absoluto. En el líquido amniótico existen células fetales procedentes de la descamación de la piel y las vías urinarias del bebé, que se analizan microscópicamente, estudiando su mapa cromosómico y posibles alteraciones genéticas. El resultado de la amniocentesis tarda entre 2 y 4 semanas, según cada centro. En algunos hospitales y clínicas existe una prueba llamada FISH, que permite diagnosticar si hay un Síndrome de Down en unos días tras la amniocentesis.

La amniocentesis se indica cuando el screening bioquímico da un riesgo elevado de cromosomopatías, en mujeres mayores de 35 años, si existe una malformación detectada por ecografía, cuando ambos progenitores son portadores sanos de una enfermedad genética o tienen un hijo afectado por una enfermedad genética. Además de diagnosticar posibles alteraciones cromosómicas, la amniocentesis también sirve para diagnosticar posibles infecciones del feto como la toxoplasmosis, la rubéola o el citomegalovirus. El porcentaje de abortos tras la amniocentesis es menor del 1%. Es necesario firmar un consentimiento informado antes de realizarse esta prueba.

En los hospitales públicos, antes de hacerse una amniocentsis, puede ser necesario pasar por la consulta de genética, donde se evaluará el riesgo de tener un hijo con una alteración genética, dando a la pareja consejo genético y para concluir si debes o no realizarte la amniocentesis.

LA DÉCIMA OCTAVA SEMANA

Ya tu bebé llegó a 200 gramos de peso. Puede observarse al eco si bosteza o tiene hipo. Si es tu segundo embarazo o más ya puedes sentir sus movimientos.

CAMBIOS MATERNOS:

Puedes notar que el útero llega dos dedos por debajo de la altura del ombligo. Lo normal tras 18 semanas de embarazo es que hayas ganado unos 4 a 5 kilos de peso.

Es normal que cada vez orines con más frecuencia y te tengas que levantar varias veces por la noche. Esto se debe a la compresión del útero sobre al vejiga. No lo debes confundir con una infección de orina.

De igual forma, el estreñimiento continúa y puede aumentar debido a la compresión del útero sobre el sigmoides y el recto. Además, la reducción del ejercicio durante el embarazo, así como la ingesta de los preparados de hierro prescritos, pueden empeorar este cuadro. El estreñimiento además, puede favorecer la aparición de hemorroides que están relacionadas con el aumento de presión en las venas rectales. La compresión del útero sobre el retorno venoso y la disminución del tono de la pared venosa debido a la progesterona son otras causas de hemorroides durante el embarazo. La defecación puede ser insoportable llegando a producirse sangrados escasos. Para ello se aconseja evitar el estreñimiento con una dieta rica en líquidos, vegetales y fibra, baños de asiento con agua fría y sal gorda y la utilización de pomadas locales con antiinflamatorios y anestésicos para aliviar el dolor. Pueden aparecer en la piel de cualquier parte de tu cuerpo pequeñas zonas rojas con múltiples vasos sanguíneos en su interior, son las llamadas telangiectasias o arañas vasculares y se deben a la dilatación de arteriolas debido al aumento de los estrógenos. Aunque disminuyen en el posparto, rara vez desaparecen completamente.

CAMBIOS FETALES:

En la semana 18 de embarazo el bebé mide entre 12,5 y 14cm y pesa 150 gramos. El corazón está dividido en cuatro cámaras (dos aurículas y dos ventrículos) y cuatro válvulas (tricúspide, mitral, aortica y pulmonar). Parte de la sangre de la aurícula derecha pasa directamente a la aurícula izquierda a través de un agujero llamado el foramen oval, evitando así el paso de esa sangre por los pulmones. En el momento del nacimiento, este agujero se cierra. Los pies y las piernas están moldeados. En su interior se visualizan sombras oscuras que corresponden a los centros de osificación. Es decir, las porciones cartilaginosas que hasta el momento han formado el esqueleto del feto, se transforman en tejido óseo. Estos centros de osificación crecen hacia los extremos de los huesos y el cartílago también crece al mismo tiempo.

LA CONSULTA PRENATAL:

En la ecografía se visualizan las cuatro cámaras cardiacas y mediante un Eco-doppler se puede ver el recorrido de todos los vasos sanguíneos del cuerpo del bebé. Podemos ver también cómo se chupa el dedo, cómo bosteza e incluso cómo sonríe.

LA DÉCIMA NOVENA SEMANA

Ahora tu nené pesa 250 gr aproximadamente.

CAMBIOS MATERNOS:

Durante la semana 19 de embarazo, notarás un aumento en el flujo vaginal de color blanco a amarillento de consistencia más espesa que el flujo habitual. Esto no es una infección, sino la llamada leucorrea causada por el aumento de flujo sanguíneo en la mucosa vaginal. Además, debido a este aumento de flujo sanguíneo, tanto en la vagina, como en los músculos que la rodean, la vagina toma una coloración violácea típica del embarazo. Es lo que se llama el signo de Chadwick. Notarás también los labios mayores y menores más abultados de los normal. Las palpitaciones cardiacas aparecen en algunas embarazadas y parecen deberse al aumento del volumen sanguíneo o a la anemia propia del embarazo. Esta taquicardia asusta mucho a la embarazada y a veces es necesario remitirla al cardiólogo cuando existen signos de descompensación. Lo recomendable es tranquilizar a la paciente y aconsejar que evite situaciones estresantes.

CAMBIOS FETALES:

En la semana 19 de embarazo el feto mide entre 13 a 15cm y pesa 200 gramos. El sistema nervioso del feto formado por el cerebro y la médula espinal sigue desarrollándose. La parte inferior del cuerpo de tu bebé es todavía delgada y estrecha en comparación con la cabeza y el torso. Lo genitales aparecen engrosados. El fino lanugo que cubre la cabeza sigue la misma disposición de la piel. La curva superior se inicia en la frente.

LA CONSULTA PRENATAL:

La llamada ecografía morfológica se realiza en las semana 19 ó 20. Es la ecografía del segundo trimestre y sirve para valorar la estructura y biometría fetal. Es decir, no sólo nos muestra las medidas ecográficas del feto, sino que también diagnóstica anomalías en el desarrollo fetal. Por eso, con esta ecografía se pueden excluir malformaciones tanto leves, como moderadas y graves. En caso de diagnosticarse un malformación fetal incompatible con la vida, está contemplado legalmente en algunos países (y así se le expone a los padres) la posibilidad de interrumpir el embarazo hasta la semana 22. En otros casos, el hecho de diagnosticarse a tiempo una anomalía en el feto, permite llevar un control más exhaustivo de ese embarazo, con ecografías más frecuentes y la programación incluso del parto. Además, si se observa alguna malformación que pudiera ser compatible con algún síndrome cromosómico, se recomienda a los padres la realización de una cordocentesis. Esta prueba consiste en extraer sangre del cordón umbilical para analizar sus células y descartar un alteración en los cromosomas.

Existen casos con posibilidad de tratamiento intrauterino tanto con fármacos que se administran a la madre y pasan al feto a través de la placenta, como cirugía intrauterina para corregir algunas anomalías.

En esta ecografía donde suele ver claramente el sexo del feto.

LA VIGÉSIMA SEMANA

En este momento mide 25 cms y pesa unos 320 gramos. Las patadas y movimientos hacen que ya aunque seas primeriza sientes sus movimientos. Inicialmente, los movimientos se sentirán como unas cosquillas en el vientre, pero pronto cambiarán más a sensaciones de patadas. En etapas más avanzadas del embarazo, tu obstetra puede pedirte que vigiles estos movimientos.

CAMBIOS MATERNOS:

Puedes encontrarte mareada, sobre todo al levantarte de la cama o ponerte de pie tras estar un rato sentada. Esto se debe a la hipotensión (disminución de la presión arterial) propia del embarazo. Suele aparecer en el segundo trimestre, aunque algunas pacientes lo refieran desde el principio. Este cuadro hipotensivo puede deberse a la compresión del útero sobre la arteria aorta y la vena cava, y se presenta cuando estás acostada boca arriba (a veces cuando te están haciendo la ecografía). Se denomina hipotensión supina y para prevenirlo debes acostarte de lado, preferiblemente del izquierdo para no comprimir ningún vaso sanguíneo.

Otro tipo de hipotensión es la llamada hipotensión postural y ocurre cuando te levantas rápidamente si estás tumbada, sentada o en cuclillas. Entonces la presión sanguínea baja debido a que la sangre del cerebro también baja por la gravedad. Este problema se soluciona levantándote despacio. Otras causas de mareo durante el embarazo pueden deberse a la anemia (niveles bajos de hierro en sangre) o a niveles alterados de azúcar en sangre, tanto aumentados (hiperglucemia), como disminuidos (hipoglucemia). Una dieta rica en hierro (carne y legumbres), así como un aporte de hierro extra pueden prevenir la anemia. Una dieta equilibrada y hacer pequeñas comidas al día en lugar de tres comidas grandes diarias pueden ayudar a prevenir desequilibrios en el balance de la glucosa.

CAMBIOS FETALES:

Durante la semana 20 de embarazo tu bebé mide entre 14 y 16cm y pesa 260 gramos. La piel que cubre el cuerpo de tu hijo se desarrolla dando lugar a dos capas: la epidermis (más superficial) y la dermis (por debajo de la anterior). En la epidermis empiezan a aparecer las arrugas que darán lugar a los patrones característicos de cada ser humano de las palmas de las manos, las plantas de los pies y los dedos. Estas arrugas o surcos epidérmicos vienen determinados genéticamente y son distintos para cada persona.

La grasa también empieza a aparecer debajo de la piel. Y a partir de la semana 20, las glándulas de la piel del feto segregan una sustancia blanquecina y pastosa llamada vernix caseoso. Esta sustancia protege la piel del feto contra la agresión del líquido amniótico. Cuando el bebé nazca, verás que está cubierto por el vernix.

LA CONSULTA PRENATAL:

La ecografía morfológica se realiza, como ya hemos explicado entre las 19 y 20 semanas, aunque tradicionalmente muchos la denominen también "la ecografía de las 20 semanas". Es una prueba rutinaria que deben realizarse todas las embarazadas, independientemente de su edad o de posibles factores de riesgo. Muchas veces, para confirmar una sospecha ecográfica de una malformación, debe realizarse una amniocentesis o cordocentesis que determine la existencia de cromosomopatía. Otras veces, se visualizan signos ecográficos sugerentes de un síndrome cromosómico, y es necesario la realización de técnicas invasivas (amniocentesis o cordocentesis) para descartarlo.

Por tanto, esta ecografía es la más esperada por toda embarazada, ya que tranquiliza saber que no se ve ninguna malformación fetal (reduciendo así la angustia de la madre) y diagnostica al mismo tiempo el sexo del bebé.

Gracias a la calidad y alta resolución de los ecógrafos actuales, podemos diagnosticar muchas malformaciones que antes pasaban desapercibidas. Además, los ecografistas cada vez están más preparados y existen obstetras especializados en diagnóstico prenatal. Sin embargo, debes saber que algunas anomalías, como por ejemplo lesiones en la piel, no se pueden diagnosticar por ecografía. Esta ecografía se realiza en cualquier centro público o privado, pero si en la ella se diagnostican posibles anomalías, se suele derivar a la gestante a un hospital de nivel III para la realización de una ecografía más minuciosa y exhaustiva. Lo habitual es que esta ecografía sea en 2D (dos dimensiones), aunque en algunos centros privados se acompañe de una ecografía en 3D, con un video en 4D para deleitar a los padres con la visualización de su hijo. En general, la ecografía 3D y 4D no se realiza rutinariamente en los centros públicos, salvo si se sospecha alguna malformación con la ecografía de 2D y se necesite confirmar con la 3D.

USO DE ZAPATOS CON TACONES ALTOS

Durante el embarazo ocurren una serie de cambios físicos secundarios al crecimiento del que a su vez se produce por el crecimiento del útero y del bebé contenido en él. Ese crecimiento del útero desplaza el centro de gravedad hacia adelante propiciando que en cualquier paso mal dado la mujer se vaya hacia adelante y se caiga (con la posibilidad de que pueda sufrir daños físicos). De aquí la importancia de usar zapatos cómodos y de suela muy baja (los de suela muy alta acentuarían aun más los cambios en el centro de gravedad del cuerpo de por sí alterados por el mismo embarazo).

DOLORES EN LA PARTE BAJA DE LA ESPALDA

El dolor de espalda es común a medida que avanza el embarazo. Debido a los cambios anteriormente descritos en el centro de gravedad se produce dolor y tensión en la parte baja de la espalda: para compensar la tracción que ejerce hacia delante el abdomen materno. La mujer contrae los músculos de la espalda para evitar que el centro de gravedad se desplace más hacia adelante. De entrada parecería irremediable sufrir de esos dolores, pero la idea es que realizando ejercicios y reeducando la postura se pueden evitar. Hay medidas sencillas que puedes practicar:

1.- Evita agacharte y doblar la espalda para recoger algo del piso. Para hacerlo debes doblar tus rodillas, manteniendo tu espalda recta y acercar el objeto a tus piernas, de tal manera que cuando te levantes (siempre manteniendo tu espalda recta) el esfuerzo recaiga sobre los músculos de las piernas y no sobre la espalda.

2.- Por otra parte, cuando te sientes, puede utilizar un pequeño cojín o toalla enrollada en el espacio que queda libre entre la espalda y el respaldo de la silla.

3.- Si quieres levantarte y te encuentras acostada en la cama es recomendable ponerte de lado y luego utilizar las manos para levantarse lentamente hasta la posición sentada; si estas en el suelo igualmente es conveniente usar las manos para pasar a la posición arrodillada y finalmente utilizar los músculos de las piernas para pararte manteniendo la espalda recta.

4.- Si estás parada mantén siempre la espalda recta concientizando como los músculos de las nalgas y el abdomen se endurecen.

5.- Evita estar sentada o de pie durante mucho tiempo, así como levantar objetos pesados (más de 10 kg).

6.- Cuando te sientes, trata de descansar en una posición cómoda con las rodillas hacia el pecho. Esto reduce la presión en la parte baja de la espalda.

7.- Puede ayudar también el uso de bolsas de agua caliente, el ejercicio suave, zapatos cómodos y/o un masaje de espalda de tu pareja. Es importante evitar los AINES (anti-inflamatorios no esteroideos) a menos que te lo indique tu Obstetra.

POSTURAS PARA DORMIR

Encontrar una posición cómoda para dormir durante el embarazo puede ser un desafío. Sin embargo, es importante descansar lo suficiente, por lo que puede que tengas que probar algunas posiciones nuevas. Cuando el vientre y los senos comienzan a hincharse, dormir boca abajo resulta difícil. Por desgracia, dormir boca arriba también puede ser incómodo, sobre todo al final del embarazo, a medida que tu bebé presiona la columna y los nervios y puede impedir el flujo de sangre. Es recomendable dormir de lado, pero en última instancia, debes dormir en la posición que te permita obtener el máximo descanso. Puedes dormir más cómoda si colocas una almohada entre las rodillas mientras duermes de lado.

SALUD DENTAL

Los cambios hormonales durante el embarazo puede contribuir a la inflamación y a la sensibilidad de las encías, que puede derivar en hemorragias y gingivitis. Una buena higiene bucal, tales como uso de hilo dental y cepillado suave dos veces al día es esencial.

El chicle o goma de mascar sin azúcar puede ayudar a mantener la boca fresca, mientras que también ayuda a aliviar la indigestión. A pesar de que una revisión dental se puede realizar en cualquier momento,   algunos procedimientos dentales puede que se deban retrasar hasta después del nacimiento. Por lo tanto, es importante tener una revisión dental reciente antes de quedar embarazadas.

ISOINMUNIZACIONES O VACUNAS CONTRA LA GRIPE

A las mujeres embarazadas se les puede recomendar que reciban la vacuna contra la gripe. Esto puede incluir la vacuna contra la gripe estacional y de otras cepas de la gripe H1 N1. Si tienes alergia al huevo o has tenido alguna reacción adversa a la vacuna en dosis anteriores, debes consultar a médico para determinar qué vacuna, en su caso, es adecuado para ti. Las vacunas a virus vivos atenuados están contraindicados durante el embarazo (porque como virus pueden tener un sobre la formación, el crecimiento y el desarrollo del bebe in útero). Por ej. Las vacunas de la Parotiditis, Rubéola y Sarampión están contraindicadas, las mismas podrán ser suministradas después del embarazo. En el caso de la vacuna de la poliomielitis se recomienda suministrarla solo a aquellas mujeres que viajan a zonas endémicas o en otras situaciones de alto riesgo. La vacuna de la Varicela está contraindicada durante el embarazo (a pesar de que ningún efecto adverso ha sido descrito). Las vacuna de la Influenza (gripe) se recomienda administrar a las mujeres en el segundo o tercer trimestre de la gestación, durante la época de gripe, o en mujeres susceptibles de presentar complicaciones pulmonares. Las vacunas de la Hepatitis A y B pueden ser administradas durante el embarazo, antes y después de la exposición en mujeres con riesgo de infección y en aquellas que hagan viajes internacionales.

CALCIO Y VITAMINA D

El calcio y la vitamina D son una parte importante de la dieta de toda mujer, embarazada o no. Estos elementos se vuelven aún más importantes durante el embarazo porque el feto que está creciendo requiere calcio y vitamina D para el desarrollo correcto de los huesos, el sistema nervioso y otros órganos. Las mujeres embarazadas suelen requerir unas 200-400 unidades internacionales de vitamina D y 1.000 mg de calcio todos los días. Las mujeres que tienen una exposición limitada al sol, mujeres con una dieta especialmente baja en vitamina D y mujeres que antes del embarazo poseen un índice de masa corporal superior a 30 kg/ml, se encuentran particularmente en riesgo de tener deficiencias en la vitamina D. La exposición al sol es una fuente importante de vitamina D. Otras fuentes de calcio y vitamina D incluyen: vitaminas prenatales, leche fortificada, pescados como el salmón o el atún, aceite de pescado, huevos, el brocoli y las naranjas. Habla con tu médico o nutricionista acerca de las fuentes apropiadas.

ACTIVIDAD SEXUAL

A menos que tu obstetra te haya aconsejado de manera específica no tener relaciones sexuales durante el embarazo (por ejemplo, en algunos embarazos de alto riesgo), la actividad sexual se considera segura durante el embarazo. Algunas parejas pueden experimentar problemas emocionales por tener relaciones sexuales durante el embarazo, pero el acto físico en sí mismo por lo general no representa ningún riesgo significativo para el desarrollo del feto. Si tu obstetra lo aprueba, la actividad sexual puede continuar hasta incluso en las últimas etapas del tercer trimestre. haciendo la salvedad de que debes hacer ciertas modificaciones en tu vida sexual.

Es muy normal que todos los hombres experimenten la sensación de que pueden hacerle daño al bebé con su pene; sin embargo, eso es un mito porque es casi imposible que esto suceda cuando hablamos de relaciones sexuales basadas en el amor de dos personas y unidas por la experiencia del nuevo embarazo. Si actualmente no presentas ningún problema con el contacto sexual, el mismo puede que llevarse a cabo sin ningún problema.

Hay dos cosas que son importantes que ambos tengan presente: El embarazo es una experiencia única en el que los lazos afectivos no sólo se refuerzan y se consolidan sino también todo aquello que tiene que ver con la intimidad y el acercamiento sexual (de hecho, muchas parejas se sienten compenetradas y pueden experimentar un aumento de su deseo sexual); además, en el sémen del hombre existen unas sustancias denominadas prostanglandinas que pueden ayudar a ir preparando, gradualmente, el cuello uterino para que el mismo sufra los cambios necesarios para el trabajo de parto (lo que se conoce como maduración del cuello). Aunque existen investigadores y médicos que niegan el papel de esas sémen, dada su baja concentración en el es innegable que las mismas intervienen directamente en los fenómenos de acortamiento, borramiento y dilatación del cuello.

EN QUÉ CASOS NO ES CONVENIENTE MANTENER RELACIONES SEXUALES DURANTE EL EMBARAZO?

Como en todos los casos, cada uno debe ser individualizado y discutido abierta y francamente con el obstetra. Sin embargo existen una serie de cuadros en donde están contraindicadas las relaciones sexuales:

1. incompetencia cervical: (el cuello uterino se abre con posibilidad de que ocurra pérdida del producto al principio del embarazo) y Cerclaje del cuello uterino (intervención en la que se cierra el cuello uterino para evitar el problema mencionado).
2. Amenaza de Aborto actual : Si ha habido historia de abortos espontáneos se debe averiguar la causa y no proscribir las relaciones sexuales de entrada con el nuevo embarazo, tratando de individualizar la nueva situación.
3. Amenaza de Parto Prematuro: las prostanglandinas de las que hablamos antes pueden contribuir a exacerbar las contracciones que se presentan en la Amenaza de Parto Prematuro contribuyendo al nacimiento, no deseado, de un prematuro. El haber presentado el cuadro en embarazos previos no contraindica de entrada las relaciones y cada caso debe ser individualizado dentro del contexto del nuevo embarazo.
4. Ruptura prematura de membranas con pérdida de líquido a través de vagina: en este cuadro hay comunicación directa entre el bebé y la cavidad

vaginal. Al estar rotas las bolsas en las que se encuentra el líquido en el que está sumergido el bebé se pierde la protección representada por ellas y se compromete la viabilidad del producto debido a la probabilidad de que nazca antes del tiempo estipulado). El contacto sexual puede ayudar a inocular el bebé con gérmenes normales de vagina pero que no son normales en él; por otra parte, esta ruptura de membranas puede haber sido desencadenada por gérmenes que son completamente anormales y dañinos para el bebe'.

S. Embarazo múltiple o gemelar en el tercer trimestre: estos casos se asocian con contracciones que pueden ser exacerbadas por las prostanglandinas antes mencionadas presentes en el sémen. En los primeros dos trimestres no existe contraindicación para las relaciones siempre y cuando no se presenten sin tomas de amenaza de Parto Prematuro como dolor, sangrado o contracciones.

6. Dolor o sangrado durante las relaciones: en este caso se impone que la paciente sea evaluada, inmediatamente, por su obstetra para identificar cualquier causa corregible (como la infección del cuello) y tornar medidas a tiempo en el caso de otras causas (como tumores, etc.)

7. Placenta previa: las relaciones sexuales pueden exacerbar el sangrado que la caracteriza agravándose el pronóstico del embarazo.

8. Patologías severas (Ej. Asma grave) cardíacas o pulmonares . Esta lista de contraindicaciones no está reñida con la posibilidad de recurrir a otras alternativas de sexualidad como los besos, las caricias, la estimulación manual y la estimulación oral siempre y cuando no se desencadenen contracciones que puedan agravar el cuadro de base.

¿QUÉ CAMBIOS DEBE ESPERAR QUE OCURRAN EN TU DESEO SEXUAL?

El deseo sexual varia de una mujer a otra y dentro de una misma mujer en las diferentes etapas de su vida. La sexualidad durante el embarazo es una continuación de la que se vivía antes del mismo con una serie de cambios adicionales. Las mujeres tienen la capacidad de disfrutar, durante el embarazo, mas del sexo que lo que disfrutaban anteriormente. Durante el primer trimestre puede ocurrir una disminución del deseo sexual producto del malestar característico de este periodo del embarazo: náuseas, vómitos, fatiga, somnolencia, aversión a ciertos olores, dolor y congestión mamaria, etc. Durante el segundo trimestre, al recuperarse de toda la sintomatología antes mencionada, aumenta el deseo sexual y la mujer puede comenzar a experimentar fantasías sexuales que aumentan el acercamiento a su pareja. Todo esto es producto de la gran producción de hormonas desencadenada por el embarazo que a su vez aumenta la circulación sanguínea a nivel de la pelvis que se traduce en una mayor congestión y vascularización de la vagina, la vagina se edematizan se hace levemente más estrecha y aumenta su secreción, lo que la prepara rápidamente para la penetración. Se describen orgasmos más frecuentes, más intensos y algunas mujeres refieren experimentar múltiples orgasmos en la misma relación que no habían experimentado anteriormente. Por otra parte, las mamas aumentan de tamaño, haciéndose más sensibles, todo lo cual se traduce en mayor placer cuando son estimuladas además del hecho de que percibirlas más grandes hace sentir a las mujeres más atractivas a ellas mismas y sus parejas. Durante el tercer trimestre la paciente puede experimentar un aumento del deseo sexual pero verá incrementada sus necesidades de afecto y de cariño (las caricias, los masajes, los pequeños detalles y la dedicación en general hará más feliz a una mujer que tener una relación sexual).

¿QUÉ TIPO DE POSICIONES PUEDEN ADOPTARSE DURANTE LAS RELACIONES SEXUALES?

El crecimiento de tu abdomen puede dificultar la ejecución de determinadas posturas (sobre todo las posiciones clásicas cara a cara), lo cual es de manera notable a partir del último trimestre del embarazo. Para ello se recomiendan las siguientes posturas:

1. Posición Lateral o de lado: es quizás una de las más recomendables ya que se evita la presión sobre el abdomen.
2. Posición sentados: en la que el hombre se sienta en una silla y la mujer se sienta sobre y de espaldas a él. Esta posición tiene la ventaja que puede controlarse la profundidad de la penetración pero tiene el inconveniente de que no permite mucha libertad de movimientos.
3. Posición en la que la mujer se coloca, de rodillas y sentada, sobre el hombre acostado. Tiene la misma ventaja que la anterior y permite una

mayor amplitud de movimientos a la mujer. Durante este período, el orgasmo puede inducir en la mujer el temor de desencadenar contracciones: este temor es infundado porque a pesar de que se producen contracciones suficientemente uterinas, las mismas no son lo intensas como para desencadenar el trabajo de parto.

CAMBIOS EN LA PIEL

Las fluctuaciones hormonales son una vez más responsable de una serie de cambios que puedes notar en tu piel. Estos cambios pueden ir desde tener la piel seca e irritada hasta un enrojecimiento de la piel suave, medio o más intenso. La pigmentación de la piel puede ser mas acusada, pudiendo aparecer manchas oscuras llamadas cloasma gravidico , tener los pezones más oscuros y la areola o una linea oscura que baja por el abdomen llamada línea nigra. Estas pigmentaciones a menudo desaparecen a los pocos meses después del parto.

CONSULTA PRENATAL DE LA SEMANA VEINTE (20)

Al igual que ocurre con todas las visitas al médico durante tu embarazo, la visita de la semana 20 por lo general incluye la medida del peso y de la presión arterial, análisis de proteínas en la orina y el azúcar, así como la medida del ritmo cardíaco fetal. Con el fin de detectar anomalías, también se realizará un estudio anatómico completo del feto en desarrollo mediante una ecografía y un estudio ecocardiográfico fetal para descartar anomalías cardíacas mayores. Se trata de un análisis más largo y sistemático que los anteriores y a menudo se llevará a cabo en un centro de imágenes por un obstetra especializado. En la mayoría de los casos, el sexo se puede determinar con una exactitud del 80-90%, así que asegúrate de decirle a tu obstetra si deseas conocer el sexo de tu bebé antes de comenzar el ultrasonido.

FLUJO VAGINAL

Durante el embarazo se puede incrementar el flujo que normalmente presentabas antes de salir embarazada si ese era el caso. A estas alturas ya te habrás dado cuenta la presencia de una secreción vaginal blanquecina, sin o con apenas un ligero olor, denominada leucorrea vaginal. Este aumento en las secreciones cervicales y vaginales se debe a los niveles elevados de estrógenos y el flujo sanguíneo extra en la zona vaginal. Si bien no es peligroso, desgraciadamente es muy poco lo que se puede hacer para evitarlo pero que es muy fácil de tratar sin afectar la salud del bebé. Trata de usar protectores diarios (o utilizar ropa interior de algodón y asegúrate de que el área está bien limpia y seca). Sin embargo, evita el uso de tampones o duchas vaginales.

Si tu flujo cambia en aspecto, color o cantidad (sobre todo si se asocia a dolor y ardor para orinar) debes notificárselo de inmediato a tu obstetra quien deberá cultivar el flujo vaginal para descartar una infección de cualquier tipo que pueda potencialmente afectar al bebé desencadenando un parto prematuro o generando una infección severa tipo sepsis en el recién nacido.

CAPITULO 6
SEMANAS: 21 A 24

LA VIGÉSIMA PRIMERA SEMANA

Ya tu bebé pesa 360 gramos. Con forma completamente humana. Comienza a crecer una especie de cabello muy fino llamado lanugo en todo su cuerpo.

CAMBIOS MATERNOS:

A partir de la semana 21 de embarazo, ya es normal que empieces a notar a tu hijo moverse. Este movimiento será más evidente por la noche, cuando estés acostada. Como ya sabes el sexo, puedes incluso empezar a pensar el nombre que le pondrás y llamarle por su nombre cuando te dirijas a él. El abdomen va creciendo a medida que crece el útero. El ombligo puede aplanarse o salirse hacia fuera en forma de hernia. Los músculos que forman la pared del abdomen se llaman rectos abdominales y se estiran hacia los lados, pudiéndose separar en la línea media. Si esto ocurre se produce la llamada diástasis de rectos. Lo verás de forma más evidente cuando te acuestes y levantes la cabeza mirando al abdomen, pues aparece como un bulto en la línea media. No es doloroso y no es peligroso ni para ti ni para tu bebé. Además, notarás más fácilmente moverse a tu hijo. Con cada embarazo, esta separación se hace más evidente, y aunque el ejercicio puede fortalecer los músculos abdominales, la separación seguirá estando. Una faja puede ayudarte a deshacerte de esa zona abombada de la mitad del abdomen.

CAMBIOS FETALES:

En la semana 21 de embarazo el feto pesa unos 300 gramos y mide unos 18cm. En este momento, el crecimiento ya no es tan rápido como en las semanas anteriores.

El sistema digestivo del bebé le permite tragar líquido amniótico, absorber parte de este líquido en el intestino delgado y pasar el resto al intestino grueso. Estas funciones permiten que el sistema digestivo vaya madurando y creciendo. Al mismo tiempo, el líquido amniótico absorbido contiene nutrientes necesarios para el desarrollo del bebé.

LA CONSULTA PRENATAL:

La cordocentesis es una prueba diagnóstica invasiva que consiste en extraer sangre de la vena del cordón umbilical mediante una aguja que atraviesa la pared abdominal y la pared del útero. Esta prueba se realiza a través de control ecográfico y requiere un consentimiento informado por parte de los padres. Como ya se ha afirmado anteriormente, sirve para detectar anomalías genéticas, enfermedades sanguíneas, infecciones e incompatibilidad de Rh. Su ventaja frente a la amniocentesis es que se obtiene un resultado más rápido (en sólo unos días). Por el contrario, el riesgo de aborto es mayor que con la amniocentesis.

La cordocentesis se realiza a partir de la semana 20, y no antes, pues el cordón umbilical ya tiene un tamaño lo suficientemente grande como para acceder a él y pincharse con una aguja. Esta prueba se realiza fundamentalmente con objeto diagnóstico para confirmar una sospecha ecográfica. También tiene un uso terapéutico cuando se diagnostica una incompatibilidad Rh entre la sangre fetal y materna y es necesario hacer transfusiones sanguíneas al feto dentro del útero, para evitar la anemia del feto debida a la destrucción de sus glóbulos rojos por anticuerpos de la madre.

LA VIGÉSIMA SEGUNDA SEMANA

Ahora tu bebé mide unos 28 cms., de la cabeza a los pies. El peso ya llegó al medio kilo. El sistema nervioso sigue desarrollándose paulatinamente.

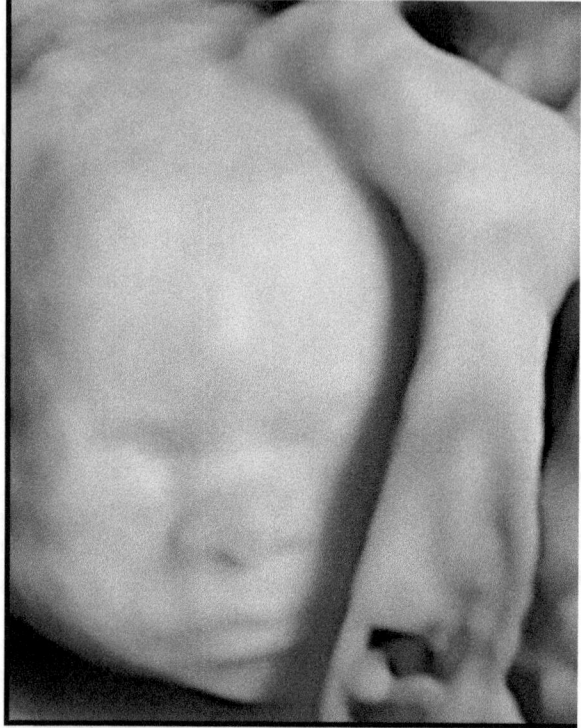

Figura 21: Eco 3D HDlive. Gestación de 22 semanas.

CAMBIOS MATERNOS:

Notarás el útero por encima del ombligo y cada vez será más evidente el movimiento de tu hijo aunque los demás aún no lo capten poniendo la mano encima de tu abdomen. Lo normal es que por la semana 22 de embarazo hayas engordado entre 5 y 6 kilos y que la cintura haya desparecido. Los tobillos y muñecas pueden hincharse, sobre todo al final del día y si pasas muchas horas de pie, debido a la compresión de las venas por el utero que dificultan el reflujo venoso y a los cambios hormonales del embarazo. Esto puede ocasionarte gran pesadez de piernas e incluso hormigueo en pies y manos. Es conveniente que estires las piernas cuando está sentada y hagas movimientos con los pies hacia arriba y abajo o en círculo para favorecer el retorno venoso. Camina media hora al día a paso ligero y evita permanecer muchas horas de píe sin moverte. Cuando te acuestes, pon un cojín debajo de los pies. Meter los pies y las manos en agua fría con sal puede hacer disminuir la hinchazón y la sensación de pesadez. Un masaje linfático aplicado de forma correcta puede también mejorar la circulación y disminuir el hinchazón. Además las medias de compresión para embarazadas o medias de descanso pueden facilitar el retorno venoso y mitigar la pesadez. Por último, es importante que comas con poca sal y bebas al menos un litro y medio a dos litros de agua al día. A veces, el hinchazón y la pesadez de piernas pueden ocasionar trastornos circulatorios y varices.

CAMBIOS FETALES:

En la semana 22 de embarazo el feto pesa unos 350 gramos y mide 19cm. A nivel de la cara, se distinguen los párpados, las pestañas y las cejas. También son visibles la uñas de los dedos. El hígado empiezó a funcionar hacia la semana 10 del embarazo, pero su capacidad para metabolizar la bilirrubina y producir bilis (que es la encargada de digerir los alimentos) no comienza hasta un poco antes del nacimiento. Por eso, los niños prematuros tienen más predisposición a ponerse amarillos (la llamada ictericia), ya que su hígado aún es inmaduro para metabolizar la bilirrubina que se encuentra con niveles aumentados en su sangre.

LA CONSULTA PRENATAL :

A partir de este momento, ya se puede escuchar el latido cardiaco del feto, sin necesidad de recurrir a la ecografía-Doppler. Se puede hacer en casa mediante un estetoscopio, aunque no siempre la paciente es capaz de escuchar el sonido deseado. Tampoco conviene que te obsesiones con esto, sentirle que se mueve es el mejor signo de viabilidad fetal.

En la consulta obstétrica, se escucha el latido cardiaco con un aparato eléctrico poniendo un cursor con un poco de gel sobre la pared abdominal en la zona donde se sospecha que está el corazón y escuchándolo a través de un pequeño altavoz (Doppler).

Debes saber que el corazón del feto late muy rápidamente entre 120 y 160 latidos por minuto en comparación con el del tuyo que lo hace entre 60 y

80 latidos por minuto. Es importante recordar, que en estas semanas a veces cuesta localizar el latido cardiaco debido a los movimientos del feto y a las diferentes posturas que éste adopta.

LA VIGÉSIMA TERCERA SEMANA

Ya el bebé mide unos 29 cms y pesa unos 550 gramos.

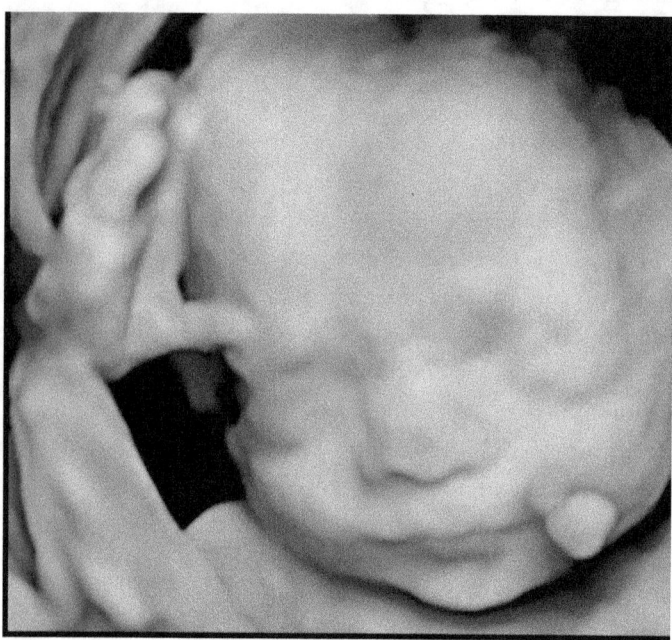

Figura 22. Eco 3D HDlive. Gestación de 23 semanas.

CAMBIOS MATERNOS:

A lo largo de la semana 23 de embarazo, empiezas a encontrarte bien, porque ya han desaparecido los síntomas del primer trimestre y todavía no tienes la pesadez del final del embarazo. Notas a tu hijo moverse diariamente, sobre todo por las noches cuando estás tranquila y acostada.

El útero mide unos 22 cm y llega por encima del ombligo. Es normal que sientas molestias y tirantez a nivel costal y en la zona del pubis. Algunas gestantes confunden estas molestias con contracciones uterinas. Para quedarte más tranquila, coméntaselo a tu obstetra, y si lo cree oportuno te explorará para comprobar que no estás dilatando.

CAMBIOS FETALES:

En la semana 23 de embarazo tu bebé pesa unos 455 gramos y mide 20cm. La piel que recubre el cuerpo es delgada y presenta muchas arrugas. El lanugo es oscuro. El esqueleto cartilaginoso se está transformando en tejido óseo, empezando por el centro de cada hueso y progresando hacia los extremos.

LA CONSULTA PRENATAL:

No hay una prueba diagnóstica específica en esta semana. Si decides hacerte una ecografía o tu obstetra te la hace en la consulta, verás que ya no se visualiza el feto entero, sino por partes.

LA VIGÉSIMA CUARTA SEMANA

Tu bebé mide unos 30 cms. y pesa 600 gramos. Los pulmones comienzan a producir lentamente surfactante pulmonar. Se puede notar cabello en la nuca.

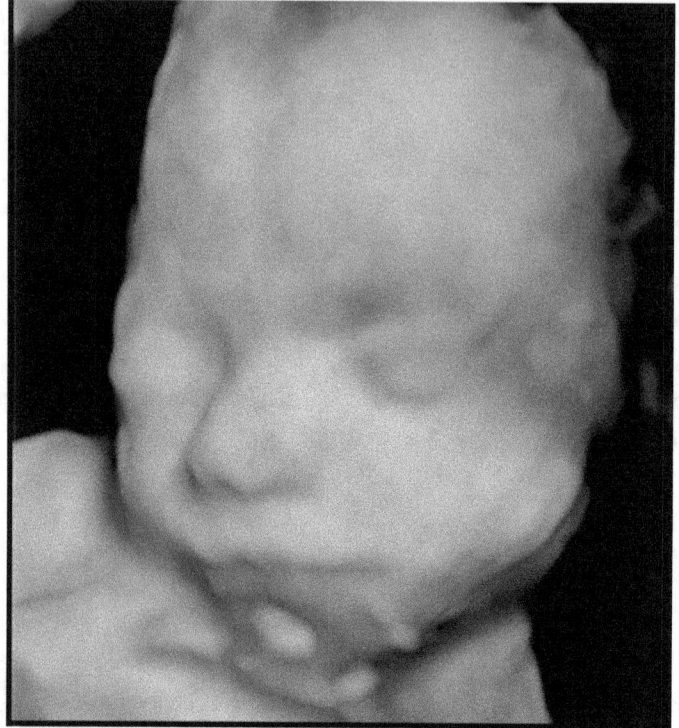

Figura 23. Eco 3D HDlive. Gestación de 24 semanas.

CAMBIOS MATERNOS:

Es normal que a partir de la semana 24 de embarazo, aparezca anemia, es decir, lo niveles de hierro bajan en tu sangre, tanto porque disminuye el número de glóbulos rojos, como porque estos llevan menos cantidad de hierro. Las demandas de tu hijo son cada vez mayores y necesita más hierro para su desarrollo. La anemia hace que te encuentres más cansada, pálida e incluso mareada. La anemia se cuantifica por el hematocrito, que es el porcentaje de glóbulos rojos en la sangre; y por la hemoglobina, que es la proteína de los glóbulos rojos encargada de transportar el oxígeno. Se considera anemia cuando el hematocrito está por debajo de 37 y la hemoglobina es menor de 12. Estas determinaciones se suelen hacer en los tres trimestres. Además, si estos resultados se complementan con un metabolismo del hierro, la prueba será más exacta. El metabolismo del hierro nos dará los niveles de ferritina y de hierro.

CAMBIOS FETALES:

Durante la semana 21 de embarazo el contorno es más redondeado y sugiere las formas más regordetas del recién nacido. Tu bebé flota en el líquido amniótico, ya que todavía el saco amniótico es muy espacioso y le permite moverse de un lado a otro, darse la vuelta, girarse, dar patadas y cambiarse de posición varias veces en un día.

LA CONSULTA PRENATAL:

Esta es la semana en que se realiza el análisis del segundo trimestre y el test de la glucosa. La analítica de sangre consta de un hemograma donde se valora el grado de anemia (a través de la hemoglobina y el hematocrito) y la cantidad de glóbulos rojos de la sangre. También se recuenta el número de glóbulos blancos y de plaquetas. Si los glóbulos blancos están muy aumentados puede indicar que hay o ha habido una infección. Si las plaquetas están muy bajas (la llamada trombocitopenia) puede predisponer a mayor riesgo de sangrado durante el parto y el posparto. Los datos del hemograma del segundo trimestre se comparan con los realizados en el primer trimestre. Lo lógico es que los glóbulos rojos, la hemoglobina y el hematocrito vayan disminuyendo, porque el feto va creciendo y sus necesidades de hierro cada vez son mayores. Las plaquetas y los glóbulos blancos suelen permanecer sin cambios a no ser que exista algún problema añadido.

El test de la glucosa, llamado técnicamente test de O'Sullivan, sirve para detectar las gestantes con más riesgo de desarrollar diabetes durante el embarazo. Tendrás que citarte previamente en el laboratorio donde realices los análisis para que preparen tu jarabe de glucosa. Irás en ayunas, te sacarán sangre y cuantificarán los niveles basales de la glucosa en sangre. Luego te darán un producto líquido muy azucarado con 50 o 75 gramos de glucosa. Tendrás que esperar una hora sentada, sin pasear, ni beber nada, y posteriormente te volverán a sacar sangre para volver a cuantificar los niveles de azúcar en sangre. Si estos valores son mayores de 140gr/dl., querrá decir que tienes más posibilidades de ser diabética y habrá que confirmarlo mediante la sobrecarga oral de glucosa de 100 gramos. Esta prueba también debe citarse en el laboratorio. Esta vez te sacarán sangre en ayunas, te darán un líquido muy azucarado con el doble de glucosa que la vez anterior: 100 gramos. Te volverán a sacar sangre a la hora, a las 2 horas y a las 3 horas. Si se obtienen dos valores alterados, por encima de los parámetros de referencia, indicará que eres diabética gestacional y deberás controlarte el embarazo en una unidad de tocología de alto riesgo con un obstetra y un endocrinólogo.

CLASES PREPARATORIAS PARA EL PARTO O PARTO PSICOPROFILÁCTICO

Fueron iniciadas hace 60 años, y la popularidad de la clases prenatales ha variado a lo largo de los años. Las clases incluyen, instrucciones en técnicas de respiración, métodos de relajación, lactancia y opciones de manejo del dolor. Aunque totalmente opcional, muchas mujeres encuentran las clases de parto como una excelente manera de prepararse para el nacimiento, y sentirse más en control y tener un mejor experiencia en el parto. Generalmente estas clases comienzan en el segundo trimestre o temprano en el tercer trimestre, aunque se puede elegir tornar clases en cualquier momento de tu embarazo.

METODOS DE PARTO

Hay diferentes opciones hoy día cuando eliges donde deseas dar a luz. Dónde tu eliges dar a luz dependerá de tu propia elección personal, las opciones de tu seguro médico, de tu salud y los riesgos asociados a tu embarazo en particular. Las opciones incluyen parto natural con atención por obstetra, parto en agua u otras técnicas naturales. La mayoría de los embarazos se desarrollan sin complicaciones, por ello la mayoría de las opciones son consideradas seguras y apropiadas si son aprobadas por tu obstetra. Asegúrate de discutir las opciones de parto con tu pareja y tu obstetra.

DOLOR DEL LIGAMENTO REDONDO

Los ligamentos que sostienen el útero pueden causar malestar al estirarse para acomodar tu útero en crecimiento. Este malestar se denomina dolor del ligamento redondo. Se puede sentir como un pinchazo o malestar intenso en un lado de tu abdomen especialmente cuando te mueves. Descansar o traer ambas rodillas hacia el pecho puede ayudar a aliviar el malestar. Este dolor debe ser comunicado siempre a tu obstetra, especialmente cuando es severo, se irradia de la zona rectal a la espalda, o está asociado con un sangrado.

CONTRACCIONES DE BRAXTON – HICKS

A medida que el embarazo progresa, pueden ocurrir estas contracciones. Estas "contracciones de práctica" típicamente no comienzan hasta el tercer trimestre, pero pueden comenzar mas temprano. Determinar si es una contracción es Braxton Hicks o por el contrario es una contracción real puede ser difícil a veces, por ello asegúrate consultar tu obstetra. En general, las contracciones Braxton Hicks tienden a ser menos pronunciadas, tienen un patrón irregular suelen ser esporádicas y no progresar. Si tienes sangrado o pérdida de fluido con estas contracciones debes consultar inmediatamente a tu doctor.

ACNÉ

Al igual que durante la adolescencia, las fluctuaciones hormonales durante el embarazo pueden llevar a aumentar el aceite de la piel y provocar una inflamación causada por la liberación de sebo en la piel, lo cual puede causar acné el cual puede aparecer en tu cara, pecho o incluso en tu espalda. Limpia tu espalda con jabones suaves, y evita los cosméticos que pueden obstruir tus poros. Puedes conseguir Peróxido de benzoilo sin receta médica y está considerado seguro durante el embarazo. En situaciones más serias, tu obstetra podrá prescribir antibióticos tópicos. Ciertas prescripciones médicas tales como Isotretinoina ácido retinóico, son peligrosos para el desarrollo del Feto y por ello, no deben ser tomados durante el embarazo. Si estas tomando estos medicamentos, debes de interrumpir el tratamiento antes de quedar embarazada.

ESTRIAS

La aparición de estrías en el abdomen es un fenómeno muy difícil de controlar. Aproximadamente 75-80% de las mujeres embarazadas experimentas estrías durante el embarazo debido a la rápida ganancia de peso y al estiramiento de la piel y el colágeno. Algunas mujeres nunca llegan presentarlas y otras, a pesar de todas las medidas que tomen pueden llegar a padecerlas. Se relacionan con los altos niveles hormonales y la distensión de los tejidos asociados. Las estrías aparecen como una banda rugosa decolorada, perlada a lo largo del abdomen, muslos, y el área del pecho. La genética juega un factor importante en el desarrollo de las estrías. Hay algunos pasos que puedes seguir para minimizar su desarrollo. Controla tu ganancia de peso y evita el rápido incremento en tu masa corporal vigilada por tu obstetra. Cremas corporales con vitamina E, vitaminas prenatales, y buena hidratación con un suave masaje también puede ayudar.

Una medida útil es aplicarse una preparación que puedes usar desde el principio del embarazo en los senos (respetando la areola y el pezón) y en el abdomen formada por alcohol absoluto y glicerina a partes iguales. Existen también preparados comerciales para tal fin que pueden ser utilizados después de las 15 semanas de gestación, y que sólo deben ser prescritos por tu obstetra.

CONSEJO: No utilices cremas anti estrías inmediatamente antes de realizarte un estudio ecográfico ya que algunas cremas interfieren en la transmisión del ultrasonido.

DISTINCION ENTRE SONIDO Y MUSICA

Aún dentro del vientre materno, los investigadores creen que el feto en desarrollo puede distinguir tu voz de la voz de su padre. Muchos expertos también sostienen que debes hablar a tu bebé en desarrollo y experimentes con música. Selecciona un audio de música que sientas que sea relajante para ti y tu bebé que aún no ha nacido. El sonido procedente de los locales con música es poco probable que sea dañino para el feto. Sin embargo, ruidosos y prolongados sonidos por encima de los 100 Decibelios, como el sonido del motor de una moto, o sonidos extremadamente altos por encima de los 150 decibelios, tales como los del motor de un avión, pueden tener el potencial de causar problemas de oído en el feto en desarrollo pero no existen evidencias concluyentes.

VENAS VARICOSAS

El incremento del volumen sanguíneo, cambios hormonales y la predisposición genética pueden incrementar el desarrollo de venas varicosas durante el embarazo. Las venas varicosas aparecen como hinchadas, azuladas y de aspecto tortuoso, la cuales aparecen bajo la piel, típicamente alrededor de las piernas o el área vaginal. Las venas varicosas pueden ser antiestéticas y pueden causar un dolor moderado o picazón. Mantener bajo control el peso, asegurando un ejercicio diario, llevando medias de soporte, y elevando tus pies al descansar puede ayudar a prevenir el desarrollo y/o reducir los síntomas de las venas varicosas. Es totalmente correcto. De nuevo la compresión del utero en crecimiento sobre los grandes vasos de ambos miembros inferiores (y que nacen a nivel de la pelvis), una dilatación de las venas y un enlentecimiento de la circulación a ese nivel que sumado a una posible predisposición genética o hereditaria pueden generar o las varices que ya presentas. Un consejo útil es utilizar medias de descanso (medias especiales) para evitar y procurar que en los periodos de descanso se mantengan las piernas levantadas de tal manera de favorecer la circulación. Si experimentas dolor en miembros inferiores y calambres asociados a las varices existen medicamentos flebotónicos que pueden ser consumidos durante el embarazo y mejoran tu sintomatología pero que siempre deberán ser prescritos por tu obstetra.

ROPA PREMAMÁ

A medida que tu embarazo progresa, es importante comprar un poco de ropa nueva. La ropa premamá ofrece un mayor apoyo y comodidad para tu cuerpo, que va cambiando. Puedes comprar un par de pantalones ajustables y camisetas y, con un buen asesoramiento, puedes optimizar tu armario. Si el factor económico es limitante, puedes recurrir a utilizar ropa de segunda mano de alguna amiga, y además esta ropa no está muy usada.

¡ESTOY EMBARAZADA!

CAPITULO 7
SEMANAS: 25 A 28

LA VIGÉSIMA QUINTA SEMANA

Ya tu bebé pesa 650 a 700 gramos. Ya se forman las uñas. Tiene movimientos de agarre.

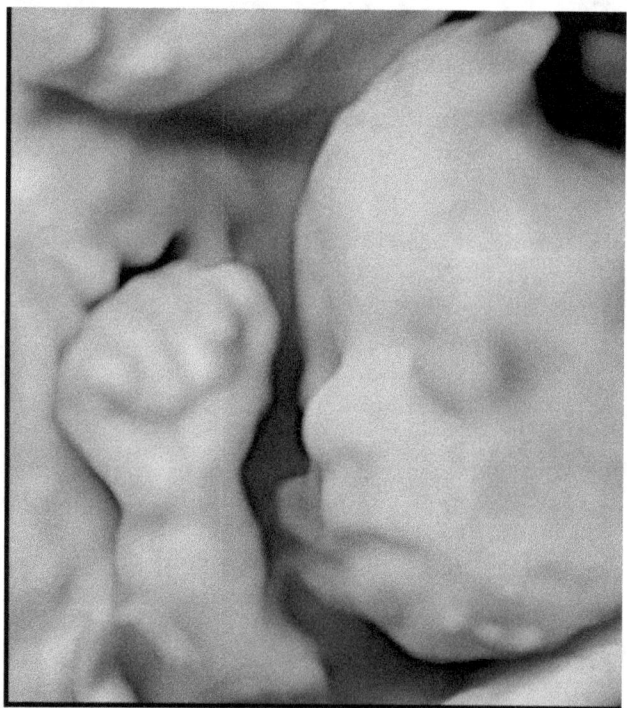

Figura 24. Eco 3D HDlive. Gestación de 25 semanas.

CAMBIOS MATERNOS:

Cada vez notas más cómo se mueve tu bebé, sobre todo por las noches cuando te acuestas o estás relajada.
Puedes empezar con reflujo o sensación de ardor. Esto es debido a la compresión del útero sobre el estómago y a que el esfínter inferior del

esófago (esfínter esofágico inferior) no se cierra totalmente. Es bueno que tomes preparados en pastillas o en sobres bebibles de hidróxido de aluminio o de ranitidina de 150mg, también en pastillas tragables o efervescentes. También son frecuentes los gases o flatulencias que te llegan a producir tanto dolor que lo confundes con posibles contracciones. Son normales en el embarazo por la compresión del útero sobre las asas intestinales. Evita las bebidas gaseosas. Además puedes tomar infusiones de manzanilla, anís verde o hinojo.

CAMBIOS FETALES:

En la semana 25 de embarazo tu bebé pesa ya 700 gramos y mide 22cm desde la cabeza al final de la columna. El hecho de que se coloque con la cabeza o las nalgas hacia abajo no quiere decir que vaya a mantenerse así hasta el parto, porque todavía son pequeños y tienen espacio suficiente para moverse y cambiar de posición varias veces durante el día.
Los párpados se abren y se pueden ver los ojos. La lengua sale de la boca y se mueve a los lados. Tu hijo bosteza, sonríe y empieza a hacer gestos como si de un niño mayor se tratase.

LA CONSULTA PRENATAL :

En la ecografía , además de ver a tu bebé dar pat-aditas, también le verás bostezar, reír y sacar la lengua. El corazón se oye latir muy rápido entre 120 y 160 latidos por minuto.

LA VIGÉSIMA SEXTA SEMANA

Ya tu nené pesa casi 800 gramos. Inhala y exhala líquido amniótico por boca y nariz.

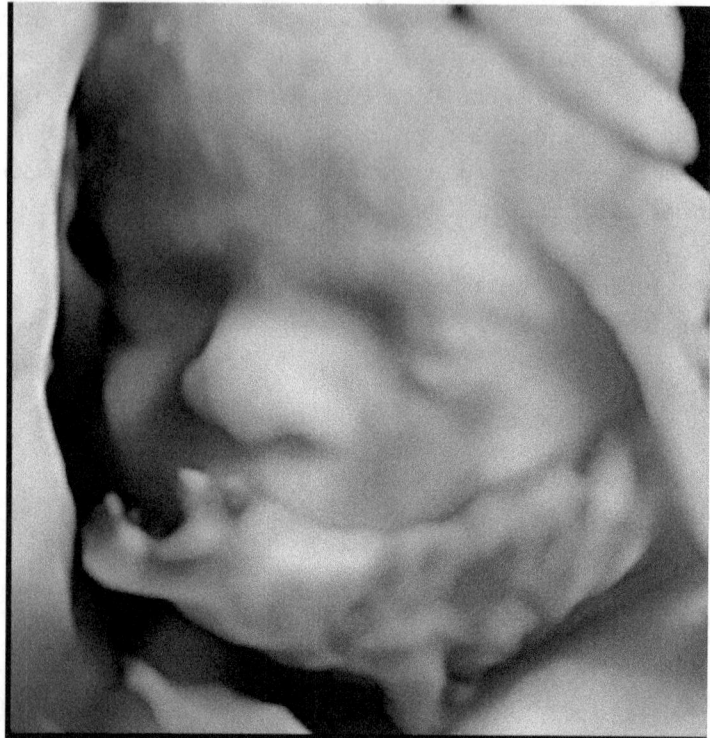

Figura 25. Eco 3D HDlive. Embarazo de 26 semanas.

CAMBIOS MATERNOS:

A partir de la semana 26 de embarazo, cada vez tienes más necesidad de orinar, debido a la compresión del útero sobre la vejiga. Y sin embargo, la cantidad de orina por micción no suele ser muy abundante. Es frecuente que te levantes una o más veces por la noche para miccionar. A veces puede existir una infección de orina que se enmascara con los síntomas del embarazo, ya que son muy parecidos. Si te molesta o te escuece al orinar, deberías acudir al médico a que te realizase un análisis de orina.

El jarabe de arándano rojo es eficaz para prevenir y tratar las infecciones de orina y totalmente seguro para tu bebé.

CAMBIOS FETALES:

En la semana 26 de embarazo tu hijo pesa unos 900 gramos y mide alrededor de 23 centímetros desde la cabeza hasta el final de la columna, sin contar las piernas. En este momento el feto tiene sus ciclos de sueño y de vigilia. Es decir, pasará grandes ratos dormido y no le notarás moverse. Y sin embargo, en otros momentos del día el movimiento será muy evidente. Este ritmo del sueño pronto lo reconocerá la madre e identificarás en qué horas del día está más despierto.

Los cinco sentidos ya están desarrollados. Háblale y ponle música.

LA CONSULTA PRENATAL :

Si la primera sobrecarga de glucosa te ha dado alterada, deberás repetirte la prueba, pero esta vez la ingesta es de 100 gramos de glucosa, y las determinaciones se hacen a la hora, a las 2 horas y a las 3 horas. Hacia la semana 26 ya están los resultados de la primera sobrecarga, y es cuando las pacientes a las que les ha dado alterada se realizan la segunda sobrecarga. Si esta da positiva (alterada) se indicará tratamiento médico.

LA VIGÉSIMA SÉPTIMA SEMANA

En este momento comienzas el tercer trimestre de embarazo. Pesa 870 a 900 gramos. Se están formando las cejas y de vez en cuando abre y cierra los ojos. Sobre la semana 27, entras dentro del tercer trimestre y hay muchas posibilidades de que el bebé pueda sobrevivir en caso de parto prematuro, y de que pueda ser trasladado a la unidad de cuidados intensivos neonatales. El éxito dependerá de varios factores tales como tu propia salud, factores genéticos, y logísticos y las técnicas de expertos procedentes del centro de cuidados intensivos en el cual darás a luz. Los bebés nacidos en la semana 27 pueden tener algunos problemas de pulmón o de desarrollo, pero eventualmente se desarrollarán normalmente, con cada semana que pase, tu bebé será más fuerte, con un incremento en la capacidad de supervivencia y se irá reduciendo el riesgo de complicaciones de salud.

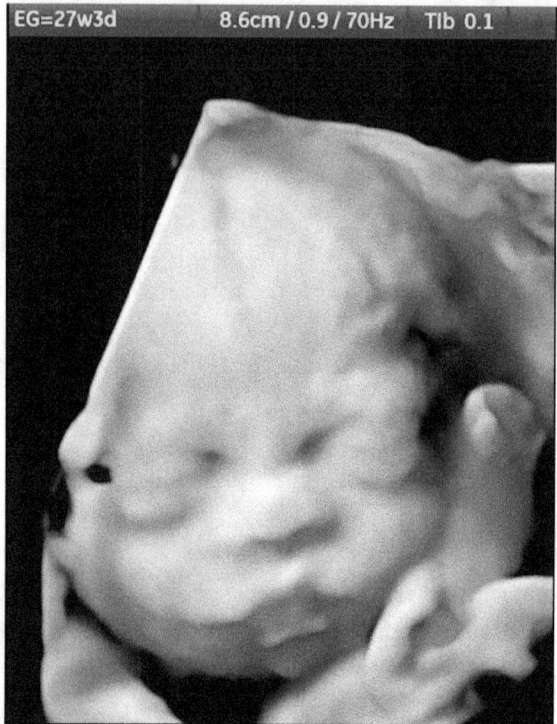

EG=27w3d   8.6cm / 0.9 / 70Hz   TIb 0.1

Figura 26: Eco 3D HDlive de un feto con 27 semanas de gestación.

CAMBIOS MATERNOS:

La línea marrón que atraviesa de forma vertical el abdomen se denomina "línea nigra", y se debe a un aumento de melanina en dicha zona de la piel. En estas semanas de embarazo es cuando ya se hace más evidente la línea nigra y puede persistir hasta meses después del parto.

Las mamas han aumentado hasta tres veces su tamaño. En ellas pueden aparecer estrías y venas. La areola mamaria cada vez es más grande y más oscura. En ella pueden aparecer pequeños bultitos denominados "glándula de Morgagni". Puede aparecer leche con la expresión de los pezones. Además observarás que los pezones se han oscurecido.

Puede que tengas alteraciones en el cambio de humor y pases de la risa al llanto con facilidad. Estas alteraciones psíquicas son debidas a los cambios hormonales que se producen en los embarazos. A veces, el miedo a que algo pueda ir mal, hace que estés angustiada y con ansiedad. Par ello, es bueno una infusión de tilo. La pasiflora también te tranquilizará.

CAMBIOS FETALES:

En la semana 27 de embarazo empieza el tercer trimestre del embarazo. Tu bebé ya pesa en torno a 1 kilo y la longitud total de la cabeza a los pies es de 34cm.

LA CONSULTA PRENATAL:

Es un buen momento para realizarte una ecografía en 3 dimensiones ya que es cuando mejor se puede visualizar el feto porque tiene el tamaño y el líquido amniótico adecuado. Esta prueba es opcional, ya que sólo se realiza en los hospitales públicos cuando se diagnostica una anomalía congénita en el feto al realizar la ecografía en 2 dimensiones. En el resto de los casos, las parejas se la realizan en centros privados a modo de recuerdo gráfico de su bebé en camino.

LA VIGÉSIMA OCTAVA SEMANA

Ya pesa casi un kilogramo. Los movimientos y patadas son ahora mucho más fuertes.

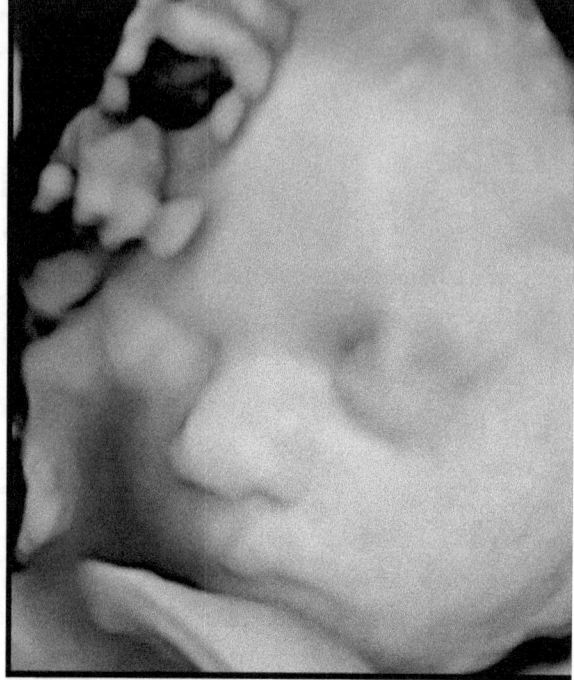

Figura 27: Eco 3D HDlive. Gestación de 28 semanas.

CAMBIOS MATERNOS:

El movimiento de tu hijo es lo que más te tranquiliza aunque a veces llegue a hacerte daño dependiendo de la posición que adopte. Es bueno insistir en lo importante que es hablarle y ponerle música, pues hay estudios que demuestran que los fetos intra útero son capaces de identificar la voz materna y diferentes melodías, sobre todo si se repiten siempre las mismas.

A partir de la semana 28 de embarazo, empiezas a dormir mal debido a los movimientos fetales y a los cambios hormonales que se están produciendo en ti. Te despiertas a mitad de la noche totalmente despejada y esto te agobia. El insomnio es frecuente en el tercer trimestre y a veces empieza incluso antes. Procura no dormir boca arriba. La mejor postura es de lado y preferiblemente del izquierdo.

CAMBIOS FETALES:

En la semana 28 de embarazo el peso de tu hijo es de unos 1100 gramos y la longitud total de 35cm. El sistema nervioso central se está desarrollando. El cerebro deja de tener una superficie lisa , y en él aparecen surcos e indentaciones. El peso del cerebro también aumenta. Empieza a tener grasa bajo la piel, lo que le va dando un aspecto redondeado y gordito. Hasta este momento el feto parecía más fino y esbelto.

LA CONSUTA PRENATAL:

Es la semana indicada para vacunarte de la gammaglobulina anti D en el caso de que seas Rh negativo. La inyección es intramuscular. Además, si eres Rh negativo, deberán determinar el Rh de tu hijo tras el parto mediante una muestra de sangre del cordón umbilical. Si tu bebé es Rh positivo, deberán indicarte de nuevo gammaglobulina anti D a las 48 horas del parto para prevenir isoinmunizaciones en gestaciones posteriores. Es importante recordar que este medicamento deben indicárselo a todas las madres Rh negativo tras las realización de pruebas diagnósticas invasivas como la biopsia corial, amniocentesis, cordocetesis o fetoscopias. También tras un legrado por un aborto.

PIES Y TOBILLOS HINCHADOS (EDEMA)

Es frecuente la moderada hinchazón de en los tobillos, especialmente durante las últimas semanas de embarazo, debido en parte a un incremento en el volumen sanguíneo y relacionado con las hormonas un debilitamiento (laxitud) de los ligamentos en el pie. Elevada presión sanguínea, significativa hinchazón en los tobillos, dolor de cabeza, o proteína en la orina (a veces puede existir sin proteínas en la orina), pueden ser síntomas de una seria complicación llamada preeclampsia. Consulta con tu obstetra si experimentas cualquiera de estos síntomas. Al igual que con las venas varicosas, la leve hinchazón de tobillo puede a menudo se tratada elevando los pies, controlando el peso, ejercicio diario y llevando medias de descanso o soporte. Los diuréticos están absolutamente contraindicados durante el embarazo. Es normal que los pies se te hinchen sobre todo hacia el final del día. Para ello es recomendable no permanecer mucho tiempo sentada o de pie, también es útil usar zapatos de tacón bajo y levantar las piernas cuando llegues a tu casa ayudándote con el uso de varias almohadas apiladas.

TECNICAS DE RELAJACIÓN

Los desafíos físicos y emocionales del embarazo pueden ser en ocasiones difíciles. Es importante asegurar buen apoyo familiar, obtener adecuado descanso, y continuar con el ejercicio cotidiano. Buenas técnicas de relajación son también importantes para ayudar a mantener la calma durante el embarazo, el parto y tras el nacimiento de tu bebé. Programas tales como meditación, yoga, clases prenatales y consejos, pueden ser útiles para controlar tu propio estado mental. Consulta a tu obstetra antes de comenzar cualquier ejercicio rutinario.

MOVIMIENTOS FETALES

Alrededor de las semanas 18 a 25, la mayoría de las mujeres comienzan a sentir el movimiento de su bebé, como promedio en la semana 20, es decir en la mitad del embarazo y las mujeres que ya tienen hijos pueden percibir estos movimientos un poco más temprano aproximadamente a las dieciséis semanas o cuarto mes. Mantener la atención a las patadas fetales, en algunos casos, puede ser informativo sobre la salud del bebé. Es importante que aprendas el patrón de movimientos del bebé (tanto en cantidad como en calidad y los horarios en los que sucede la máxima actividad) porque a partir de las 28 semanas tu obstetra te va a pedir que estés pendiente de este patrón, de tal manera cuando notes que el bebé no se mueve como siempre, debes notificar de inmediato a tu obstetra quien se encargará de verificar el bienestar del mismo.

EJERCICIOS PARA FORTALECER EL PISO PÉLVICO

El principio básico de estos ejercicios se basa en principio de contraer o de "apretar" todos músculos que nos ayudan a impedir que evacuemos hasta tanto decidamos hacerlo (es la sensación que sentiríamos si al orinar chorro urinario y luego lo reanudamos; en este no hace falta orinar para poderlos practicar ya que se pueden practicar en cualquier momento)

El objetivo de los ejercicios de suelo pélvico (también denominados ejercicios de Kegel) se basan en fortalecer los músculos del suelo pélvico en un esfuerzo para preparar la demandas de la vagina en el parto y reducir el riesgo de un prolapso vaginal o uterino. La técnica consiste en repetida relajacion y contracción de los músculos del suelo pélvico y el área vaginal (sobre 100 veces al día o mas). Si se ejercita correctamente se puede sentir cuando intentas frenar la orina mientras vas al baño. Los ejercicios de Kegel deben empezar tan temprano como sea posible antes o durante el embarazo y continuar a través del período de postparto.

Estos ejercicios pueden ser practicados en cualquier momento del día y en cualquier posición (Por Ej. Mientras lee, come, mira la televisión, habla con otras personas, etc.). Para practicarlos debe concentrarse en toda la parte inferior de la pelvis imaginándose que la misma es un ascensor que va a ir elevando lentamente, tensando todos los músculos y tratando de mantener, cada vez por más tiempo el período en el que los mismos permanecen contraídos (se puede iniciar con un periodo de 5 segundos para ir aumentando hasta 20 segundos); luego se van relajando dichos músculos (para lo cual debe ir descendiendo el "elevador" a su posición original).

Este ejercicio incluso puede hacerlo durante todo el curso de su vida (no sólo durante el embarazo y el postparto). Muchas mujeres reportan beneficios netos en su desempeño sexual cuando los practican con regularidad.

PRESENTAS CONTRACCIONES UTERINAS ANTES DEL NOVENO MES?

Las contracciones uterinas asociadas con la dilatación cervical cuando ocurre antes de las 37 semanas de gestación se denomina amenaza de parto prematuro. Entre un 5% y un 10% de las embarazadas tienen un parto prematuro. Suelen ser mujeres con una historia previa de parto prematuro, o embarazada de gemelos, y mujeres con ciertas condiciones de salud, tales como diabetes, alta presión arterial o algunas infecciones son algunos casos con riesgo de parto prematuro. Sin embargo, la mitad de mujeres que experimentan un parto prematuro no tienen factores de riesgo del mismo. Algunos de los muchos síntomas incluyen contracciones uterinas con una frecuencia de 10 minutos o menor, presión en la pelvis, dolor en la parte baja de la espalda, calambres abdominales o sangrado vaginal. Es esencial desarrollar un plan con tu doctor que resalte como tratar los síntomas de parto prematuro antes de que ocurran.

Si tu obstetra piensa en la posibilidad de un parto pretérmino entre las semanas 24 y 34, una prueba para detectar la fibronectína fetal se podría realizar. La fibronectína es una proteína que ayuda a fijar el saco fetal a la pared uterina. La prueba consiste en utilizar un aplicador o hisopo de algodón alrededor de la pared uterina para recoger la proteína contenida en las secreciones. De acuerdo con algunos estudios, si la prueba es negativa hay un 97% de posibilidades de que no se produzca el parto pretérmino en las dos semanas siguientes. La prueba es menos predictiva si es positiva y dependerá de la situación clínica. Sin embargo, una prueba positiva puede ser consistente con un incremento en las posibilidades de parto prematuro, por ello tu obstetra podría recomendar además ciertas intervenciones tales como prueba de bienestar fetal, ultrasonidos para medir el cuello uterino, antibióticos, o un medicamento para retrasar el parto llamada tocolítico.

LA FIESTA PRENATAL O BABY SHOWER

La mayoría de los profesionales de salud animan a las mujeres a participar en algún tipo de fiesta o reunión pre-parto. Clásicamente llamada como Baby Shower (Fiesta Prenatal) en algunos países, el evento anuncia el Hijo que viene o el reciente nacimiento de un bebé dentro de la familia. Este evento permite compartir sabiduría, fortalecer la red de apoyo y proporciona a la madre regalos útiles. La mayoría de las mujeres eligen tener su fiesta después de que el embarazo es considerado viable (sobre la semana 25) pero antes del término del mismo (semana 37) cuando el riesgo de parto prematuro no interferirá con tus planes. Sería deseable reclutar ayuda para planificar el evento. Es muy frecuente, que toda la fiesta esté preparada por un familiar o un amigo cercano. En algunos países existen servicios de Ecografía 3D a domicilio para que puedas compartir las imágenes de tu bebé con tus familiares.

TIENES LOS PEZONES INVERTIDOS O PLANOS?

Es importante que los vayas preparando para cuando llegue el momento de amamantar al bebé. Es útil aplicar una crema hidratante a la areola y el pezón que tenga en su contenido vitamina E. A veces el pezón es plano y no está completamente formado, para ello se recomienda tirar de él con delicadeza, pero con firmeza, varias veces al día y a lo largo de todo el embarazo de tal manera que se mantenga levantado para el momento en que comiences la lactancia.

NOTAS

Mi Foto

CAPITULO 8

SEMANAS: 29 A 32

LA VIGÉSIMA NOVENA SEMANA

Con un peso de 1.100 gramos y una talla de 38-39 cms., tu bebé sigue creciendo y desarrollándose. La contextura ósea es más fuerte. Ovarios (hembras) y testículos (varones) producen hormonas.

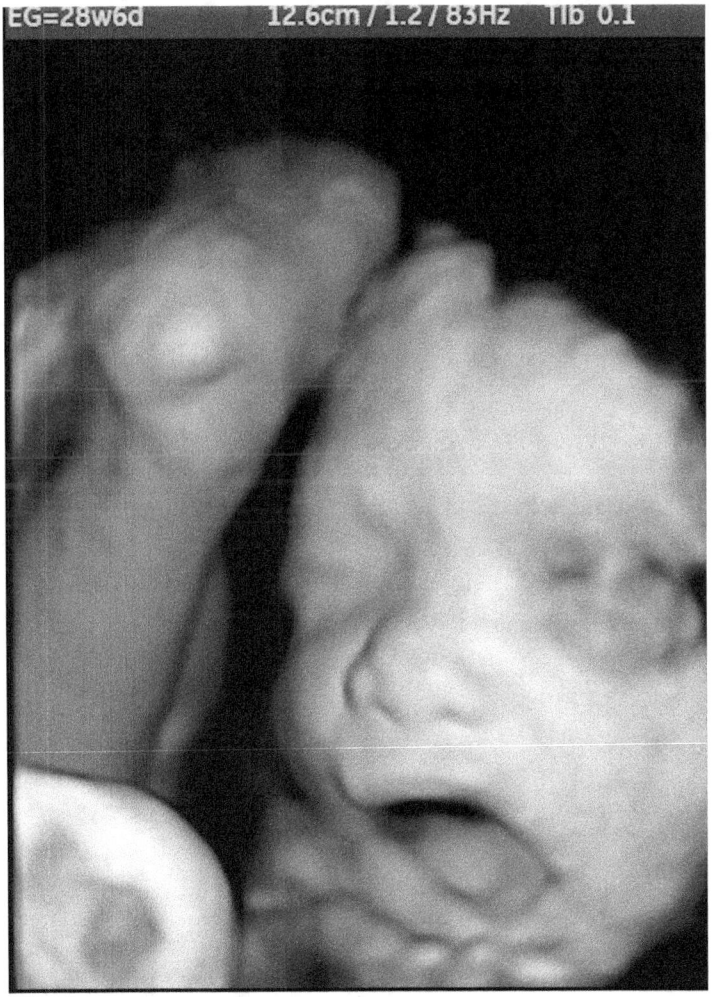

Figura 28: Eco 3D de un bebé de 29 semanas.

CAMBIOS MATERNOS:

Pueden aparecer (si no aparecieron antes) estrías en la piel, sobre todo en el abdomen, los muslos, las caderas y los pechos. Es conveniente que mantengas la piel bien hidratada con cualquier hidratante o con cremas específicas para ello. Lo importante es prevenir su aparición, porque luego es muy difícil que desaparezcan. Es importante que la crema que te apliques mantenga la piel flexible, bien hidratada y estimule el crecimiento de tejido conjuntivo. La crema de caléndula, o aceite de almendras puede ayudarte. Un remedio casero es el jugo de medio limón con una cucharada de aceite de oliva.

CAMBIOS FETALES:

En la semana 29 de embarazo tu hijo ya pesa 1250 gramos y mide 37 centímetros. Tiene cejas, pestañas y abre y cierra los ojos. Todavía el diámetro de su cabeza es mayor que el de su abdomen, por eso los niños prematuros suelen tener una cabeza desproporcionada en relación al resto del cuerpo. Estos diámetros se suelen invertir hacia la semana 35.

LA CONSULTA PRENATAL:

En la consulta oirás el latido cardiaco. La frecuencia cardiaca de un feto oscila entre 120 y 160 latidos por minuto.

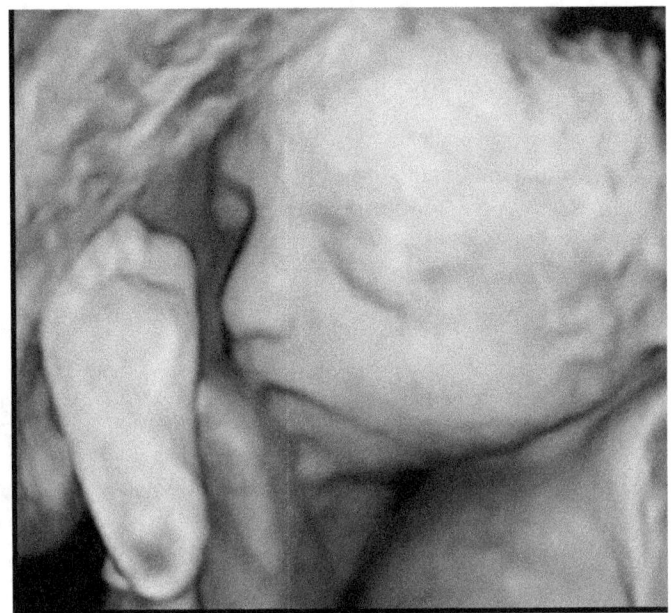

Figura 29A. Eco 3D. Embarazo de 29 semanas.

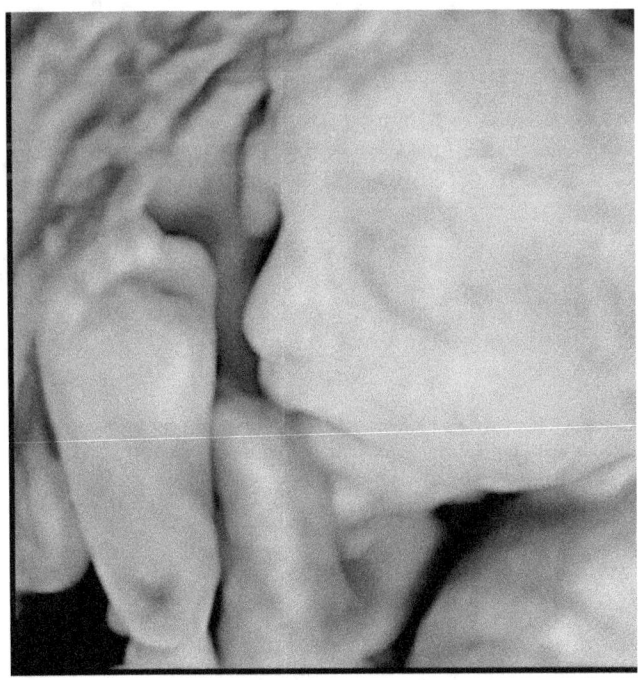

Figura 29B. Eco 3D HDlive. Comparar con figura 29A.

LA TRIGÉSIMA SEMANA

Ya tu bebé llegó al peso de 1.300 gramos y mide 40 cms., aproximadamente. Abre y cierra sus ojos. Cuando duerme pueden verse con el eco los movimientos oculares rápidos. (REM).

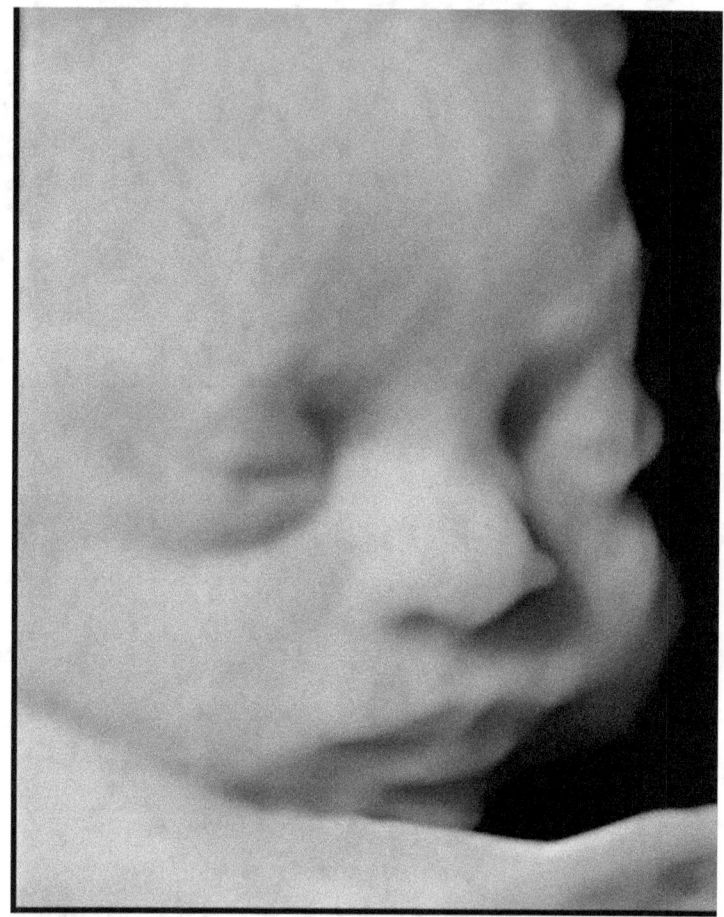

Figura 30. Eco 3D HDlive. Embarazo de 30 semanas.

CAMBIOS MATERNOS:

El útero mide unos 30cm desde la sínfisis del pubis (10 cm por encima del ombligo). Lo normal es que hayas engordado entre 11 y 15 kilogramos. Es importante que disminuyas la ingesta de sal, para evitar retener líquidos y que se te hinchen los tobillos, manos y cara. De todos modos, debido a la alteración del retorno venoso es normal una leve hinchazón de tobillos al final del día, sobre todo en meses de calor o tras estar muchas horas de pie.

CAMBIOS FETALES:

En la semana 30 de embarazo tu hijo ya pesa unos 1350 gramos y mide unos 38cm de la cabeza a los pies. A partir de este momento, el crecimiento continua pero no tan rápido como hasta ahora.

LA CONSULTA PRENATAL:

Debes saber, que si todo transcurre con normalidad, las visitas al obstetra hasta las 36 semanas se realizan cada 4 semanas.

LA TRIGÉSIMA PRIMERA SEMANA

Tu nené mide 41 cms., y peso un kilo y medio. Tiene movimientos fuertes y activos.

CAMBIOS MATERNOS:

A partir de las semana 31 de embarazo, empiezan a hacerse más molestas las hemorroides, que son venas dilatadas que se encuentran debajo de la mucosa de la región perianal. Estas se deben tanto a la presión del útero sobre el recto, impidiendo el retorno venoso de la venas hemorroidales, como al estreñimiento propio del embarazo que ya se comentó previamente. Las hemorroides, además de sangrado en la defecación, producen picor, escozor e incluso dolor. Lo mejor para su prevención es evitar el estreñimiento con una dieta rica en fibra (como ya se ha explicado), hacer ejercicio moderado y no estar mucho rato sentada. Evita las comidas picantes y el alcohol. Además existen tratamientos orales flebotónicos, así como pomadas antihemorroidales que te prescribirá tu ginecólogo tras contarle tu problema.

Puedes empezar a notar la vulva hinchada, sobre todo al final del día. Esto es debido a la presión que ejerce el feto en la región púbica donde también se ve alterado el retorno venoso. Algunas gestante presentan varices vulvares, lo que incrementa el dolor en esa zona. Para su tratamiento, realiza ejercicios de Kegel que activarán la circulación a ese nivel, realiza baños de asiento con agua fría y sal o aplicar directamente hielo envuelto en un plástico o una tela.

CAMBIOS FETALES:

Durante la semana 31 de embarazo tu bebé pesa unos 1600 gramos y mide 40cm. La mayoría se sitúan con la cabecita hacia abajo, por lo que las patadas se notan en la parte alta del abdomen. Esta posición todavía puede variar, aunque generalmente ya no se modifique porque los movimientos van siendo más limitados por falta de espacio dentro del útero. Si el feto se ha colocado de nalgas, notarás menos las patadas, y sin embargo, se hará más evidente la presión de la cabeza debajo de las costillas.

LA CONSULTA PRENATAL:

Entre la 31 y la 34 semanas, es el momento de realizar la ecografía del tercer trimestre. En ella se valora el crecimiento fetal mediante las medidas de la cabeza, el abdomen y el fémur. Se visualiza la localización de la placenta así como su grado de madurez. Se cuantifica la cantidad de líquido amniótico. Si se encuentra un retraso en el crecimiento y/o una disminución del líquido amniótico sería conveniente realizar un Doppler fetal para valorar el bienestar del feto. Hay fetos pequeños debido a una insuficiencia de la placenta y se denominan "fetos con crecimiento intrauterino retardado". Otros fetos pequeños se deben a infecciones fetales, a cromosomopatías o malformaciones congénitas que se denominan "fetos pequeños para edad gestacional anormales". Pero, la mayoría de los fetos de tamaño pequeño son totalmente normales. Son los llamados "fetos pequeños para edad gestacional normales".

LA TRIGÉSIMA SEGUNDA SEMANA

Ya pesa 1.700 gramos y mide uns 42 cms. El cabello sigue creciendo y se observa fácilmente en el estudio ecográfico. Pídele a tu obstetra que te lo muestre.

CAMBIOS MATERNOS:

A partir de la semana 32 de embarazo, pueden aparecer varices en las piernas, de distinto calibre y distinta coloración. Son venas dilatadas que además de entorpecer estéticamente, producen dolor o pesadez en las piernas. Son debidas a la presión del útero sobre las venas pélvicas y al aumento de las hormonas sexuales femeninas durante el embarazo. También debes saber que hay un componente hereditario en la aparición de las varices. Para evitar su aumento debes procurar no permanecer muchas horas de pié, el calor en esa zona y elevar las piernas haciendo movimientos circulares cuando estés sentada. Procura llevar medias elásticas de compresión desde la semana 12 del embarazo. Son buenas las duchas de agua fría en las piernas. Evita los zapatos planos, las saunas, calcetines apretados y las botas altas que compriman las piernas. Si ya han aparecido las varices, puedes aplicarte algún gel flebotónico o tratamiento oral con flebotónicos.

CAMBIOS FETALES:

En la semana 32 de embarazo el feto pesa 1800 gramos y mide unos 42cm desde la cabeza a los pies. Todavía el diámetro de la cabeza sigue siendo mayor que el del abdomen. Los pulmones aún no están maduros debido a que no tienen surfactante pulmonar y si hubiese que finalizar la gestación bien por motivos maternos como fetales, se deberían madurar los pulmones del bebé con corticoides. El tratamiento de elección es la betametasona a dosis de 12mg/24 horas intramuscular durante dos días. Actualmente se administran corticoides entre las semanas 24 a 34 en el caso de que la gestante comience con contracciones o se haya decidido finalizar la gestación tanto por el bien materno como fetal. El uso de corticoides intra útero, además de evitar el síndrome de distrés respiratorio, disminuye el riesgo de hemorragia intraventricular y la mortalidad neonatal. El uso de corticoides está contraindicado en caso de sospecha de corioamnionitis, tuberculosis o porfiria materna y sólo se prescribe cuando el beneficio es mayor al posible daño.

LA CONSULTA PRENATAL:

La ecografía del tercer trimestre se puede realizar en esta semana. Sus características ya se han expuesto en la semana 31. Probablemente habrás comenzado ya las clases de preparación al parto. La mayoría de los cursos empiezan a fines del segundo trimestre de embarazo y además de ejercicios físicos, de respiración, de relajación y preparación del periné de cara al parto, se indica cómo deben hacerse los pujos del expulsivo a la hora de empujar. También se imparten clases teóricas sobre el embarazo, la alimentación, el parto, el posparto y los cuidados del bebé. No olvides que a los cursos de preparación al parto también debe acudir tu pareja.

Para la preparación del periné, son buenos los masajes con aceite de almendras. Esto dará más flexibilidad a la entrada de la vagina, y en muchas ocasiones evitará el desgarro o la realización de un episiotomía en el parto.

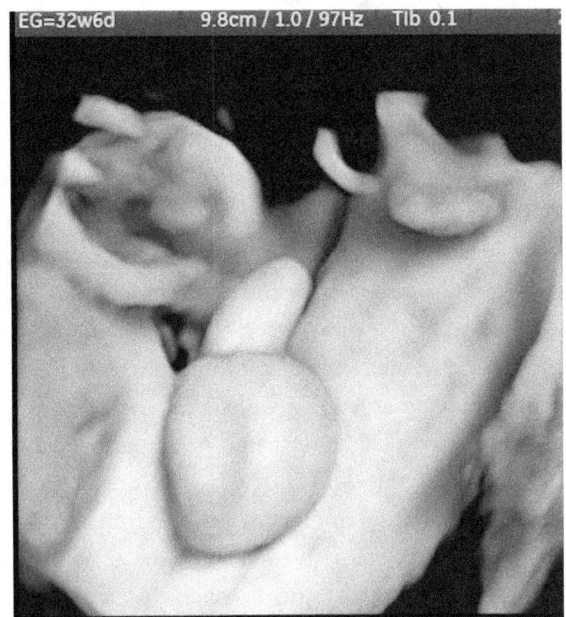

Figura 31: Eco 3d. Sexo Fetal (Masculino) a las 33 semanas de gestación.

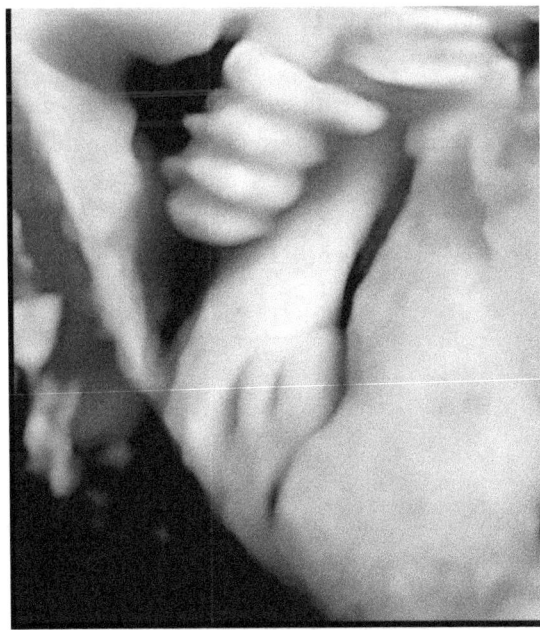

Figura 32: Eco 3D HDlive. Sexo Fetal (femenino)

HEMORROIDES

Por el incremento del volumen sanguíneo, la reducción del retorno venoso (la sangre retorna al corazón a través de las venas) y una mayor incidencia de estreñimiento, las hemorroides son comunes durante el embarazo. Con similares síntomas y apariencia que las venas varicosas, la hemorroides se localizan en el área del recto. Pueden ser incómodas y las mujeres que las sufren tienen picazón. A veces simples remedios pueden ayudar a aliviar las molestias, tales como paquetes fríos, tratar el estreñimiento y evitar estar sentado durante mucho tiempo seguido (como ya se comentó previamente). Tu obstetra también podrá considerar prescribir una crema rectal. Por el mismo principio por el que se producen las várices, las hemorroides (que no son mas que varices de los plexos venosos hemorroidales que drenan el ano) también tienden a salir. El problema no es que protruyan sino que se sume un enlentecimiento de la sangre a su nivel que genere la aparición de coágulos: este es un cuadro muy doloroso conocido como crisis hemorroidal por hemorroides trombosadas. Para prevenirlas es importante consumir una dieta de alto contenido de residuos y consumir abundante cantidad de agua que evite el estreñimiento y de esta manera se evite también que pujes con esfuerzo para evacuar. Si es necesario se puede apelar al uso de laxantes y en algunos casos será necesario que utilizes flebotónicos, supositorios y cremas que sólo deben ser indicados por tu obstetra. En casos extremos los coágulos citados deben ser extraídos para aliviar el dolor (Trombectomías), ante esas circunstancias la paciente debe planificar la visita a un proctólogo aproximadamente 3 meses después del nacimiento del niño de tal manera de lograr una solución definitiva a su problema que es generalmente quirúrgica.

¿FALTA DE MEMORIA? NO TE ANGUSTIES!

Los investigadores están de acuerdo que la memoria podría afectarse durante el embarazo o incluso podría continuar hasta cierto punto en el período de post parto. Las razones de esta pérdida de memoria podrán estar relacionadas con un sueño ligero, pobre y con un incremento de la hormona oxitocina. Mientras tú podrías tener algunos problemas tales como recordar donde aparcaste tu coche, la memoria auditiva suele estar más afectada que la visual. Los síntomas podrían reducirse consiguiendo bastante descanso. Escribir también sería muy beneficioso hacer una lista de cosas para hacer y llenar crucigramas o jugar sudoku.

¿EL OMBLIGO TE PROTUYE?

Durante el segundo o el tercer mes de embarazo muchas mujeres notarán que su ombligo comenzará a expandirse y salir. Esto es bastante normal y es causado por el útero que al crecer empujará al abdomen hacia fuera. Para algunas mujeres no se notará, mientras que para otras es bastante visible, incluso vestidas. Un ombligo saliente no es peligroso. General y espontáneamente tu vientre y tu ombligo volverá a su lugar tras unos meses post-parto. Tu obstetra te informará sobre la posibilidad de la formación de una hernia, lo cual no es común.

¿CUÁNDO ELEGIR EL NOMBRE DE TU BEBÉ?

Elegir el nombre apropiado de tu bebé es un rito que perdura y puede ser una experiencia muy agradable para aquellos involucrados en el proceso. Puedes elegir un nombre ahora o puedes esperar a que haya nacido el bebé. Puede que quieras ver la cara de tu bebé antes de elegir un nombre, para eso es de gran ayuda la ecografía tridimensional. Generalmente, serás preguntada por información como su nombre para el certificado de nacimiento cuando aún estés en el hospital o clínica. Mientras muchos amigos y familiares tengan una fuerte opinión sobre el nombre de tu hijo recuerda que finalmente, la opinión más importante será la tuya y la de tu pareja. También puede buscar en internet, allí encontrarás decenas de páginas web con ese tipo de contenido.

DIFICULTAD PARA RESPIRAR

En etapas tempranas durante tu embarazo comenzarás a notar un leve acortamiento en la respiración, particularmente asociado a la actividad física. Esto es debido a un incremento en el volumen sanguíneo y un aumento del gasto cardíaco, los cambios fisiológicos al expandirse el abdomen y aumentar el peso. Intenta estar bien descansada, y no exceder la demanda en tu cuerpo. Toma tu tiempo al pasear y haz frecuentes descansos. Cualquier cambio importante en el patrón de tu respiración, como un severo acortamiento de la respiración, dificultad para respirar relacionada con dolor en las piernas, dolor en el pecho, fiebre, debe ser comunicada inmediatamente a tu obstetra.

DEBES TENER UN PLAN

Es importante establecer un plan de nacimiento antes del momento del parto. Debes discutir con tu obstetra las opciones y con tu pareja para decidir el plan a seguir antes del parto. Hay un número de consideraciones importantes como el manejo del dolor, programar una cesárea, o quién estará presente en el parto y que sucederá si tu obstetra no está disponible (Sí, el obstetra también se puede enfermar, ir a un curso, congreso o estar de vacaciones). Intenta pensar sobre alternativas si estás preparada en caso de que algo no ocurra exactamente como planeaste.

TROMBOSIS VENOSA PROFUNDA

Hay un número de factores que hace a los individuos ser más susceptibles a los coágulos sanguíneos. Entre estos factores incluye el embarazo, la edad, la masa corporal, fumar, estar sentada o acostada por largos períodos de tiempo, viajar en avión, factores genéticos, y ciertos medicamentos tales como la píldora anticonceptiva. La trombosis venosa profunda (TVP) es un tipo de coágulo que ocurre en venas grandes localizadas en tejidos profundos. Mientras que los pequeños coágulos suelen ser asintomáticos, en las piernas, calambres, o hinchazón. los mayores generalmente pueden ocasionar dolor.

CÉLULAS MADRE DEL CORDÓN UMBILICAL?

Antes del parto, te pueden preguntar si deseas realizar la extracción de sangre del cordón umbilical. Este rápido procedimiento implica colectar algo de sangre procedente del cordón umbilical en el momento del alumbramiento. No hay riesgo para ti, ni para tu bebé, porque la sangre es obtenida del cordón umbilical después de que el cordón es cortado y antes de ser desechado. El cordón umbilical contiene células madre, las cuales pueden ser usadas posteriormente para tratar ciertas enfermedades que podrían surgir a posteriori tales como leucemia, diabetes juvenil, y un daño causado por una lesión en la columna. (A pesar de la publicidad que ha tenido, hasta el año 2013 son muy pocos los casos de uso exitoso)

SINDROME DEL TUNEL CARPIANO

Inflamación y acumulación de fluidos relacionados con el embarazo puede causar a veces que uno de los nervios (el nervio mediano) de la muñeca es presionado y provoca atrapamiento del nervio al pasar bajo el ligamento en esta área. Se manifiesta con sensaciones de calor, calambre, hormigueo, o adormecimiento en los dedos medio e índice y la palma de la mano(s) afectada. Se denomina síndrome del túnel carpiano y está frecuentemente asociado con movimientos repetitivos y forzados tales como tipografía o jardinería. Intenta reducir la cantidad de estos movimientos repetitivos e intenta usar un teclado ergonómico. Tu obstetra también podría recomendarte una simple muñequera para ayudar a inmovilizar el área. En algunos casos, el nervio de la zona pélvica (el nervio ciático) podría estar afectado por el embarazo, provocando dolor y dificultad para caminar. Podría ayudar aplicar compresas calientes.

NOTAS

Mi Foto

CAPITULO 9

SEMANAS: 33 A 36

LA TRIGÉSIMA TERCERA SEMANA

Tu nené pesa 2 kilogramos y mide unos 43 cms. La ganancia de peso ahora es de 20 a 30 gramos por día. Probablemente sientas las contracciones de Braxton Hicks.

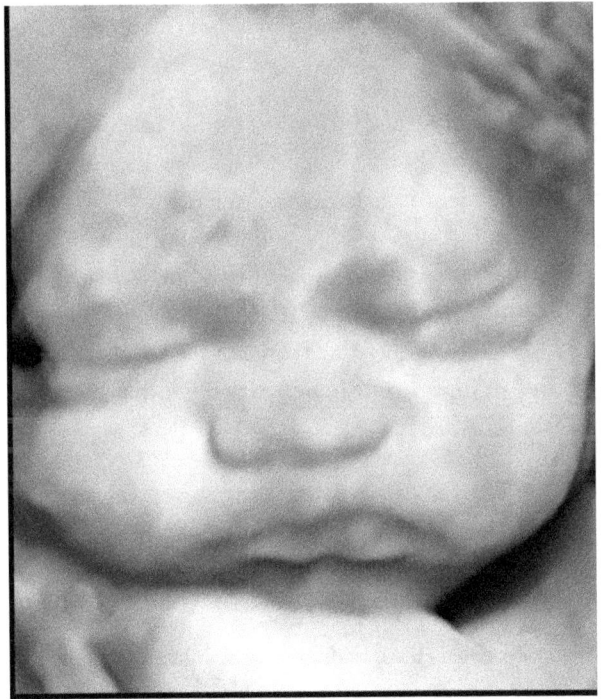

Figura 33: Eco 3D. Gestación de 33 semanas.

CAMBIOS MATERNOS:

A partir de la semana 33 de embarazo, puedes tener dolor a nivel lumbar que a veces se irradia a lo largo de la nalga, el muslo y toda la pierna hasta llegar al pie. Es una ciática y se produce por la compresión de la raíz nerviosa del nervio ciático debido a la hiperlordosis que adoptas en el embarazo que hace que el hueso sacro cambie de posición tensando así el nervio ciático. Por otra parte, el tamaño del útero es tan grande que presiona el nervio ciático a su salida del sacro. Si la ciática se acompaña de lumbalgia, el cuadro se llama lumbo ciática, y a veces llega a ser tan invalidante que hace que la embarazada tenga intensos dolores y ande cojeando. Estos síntomas son tan frecuentes que se han descrito en un 35% de las gestantes. Pueden mejorar con gimnasia, como el ejercicio del gato, calor local o tratamiento con paracetamol.

CAMBIOS FETALES:

Tu bebé pesa alrededor de los 2 kilos y mide unos 43cm. Suele estar ya colocado con la cabeza hacia abajo, lo que se denomina "presentación cefálica". Sus movimientos son más limitados, y sobre todo son los miembros inferiores y superiores los que mueve con más frecuencia. Cada vez es más grande y tiene menos espacio para girar de un lado a otro o de arriba a abajo. El movimiento también dependerá de la cantidad de líquido amniótico que tengas, ya que a mayor cantidad, mayor movimiento. Es posible que notes el hipo de tu bebé, considerándose también como algo normal.

LA CONSULTA PRENATAL:

Escucharás el sonido del corazón de tu bebé en la consulta. La ecografía te muestra al bebé por partes y cada vez te resultará más difícil identificarle, porque la cabeza, el abdomen o las piernas ocupan toda la pantalla del ecógrafo. Puedes ver con claridad sus bostezos o como saca la lengua si la posición de la cara es la idónea.

Es el momento de realizar los análisis del tercer trimestre. Se realiza un análisis de sangre y otro de orina. En ellos se determinan los niveles de hierro en sangre (número de glóbulos rojos, hemoglobina y hematocrito), número y recuento de los glóbulos blancos, pruebas de coagulación, niveles de colesterol, enzimas hepáticas y una posible infección urinaria. También se determina la toxoplasmosis (en el caso de que la paciente no estuviese inmunizada) y la presencia de anticuerpos irregulares tanto si la gestante es Rh negativo como positivo.

LA TRIGÉSIMA CUARTA SEMANA

Tu bebé pesa 2.200 gramos. Mide unos 45 cms., Tiene movimientos activos, hipo, bosteza.

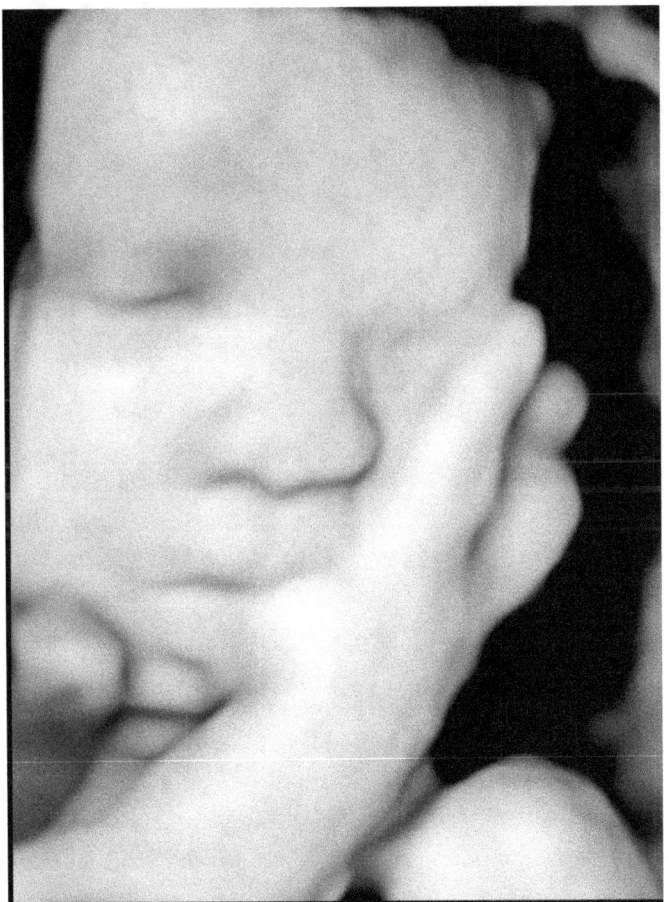

Figura 34. Eco 3D HD live. Gestación de 34 semanas.

Bebé chupandose el dedo.

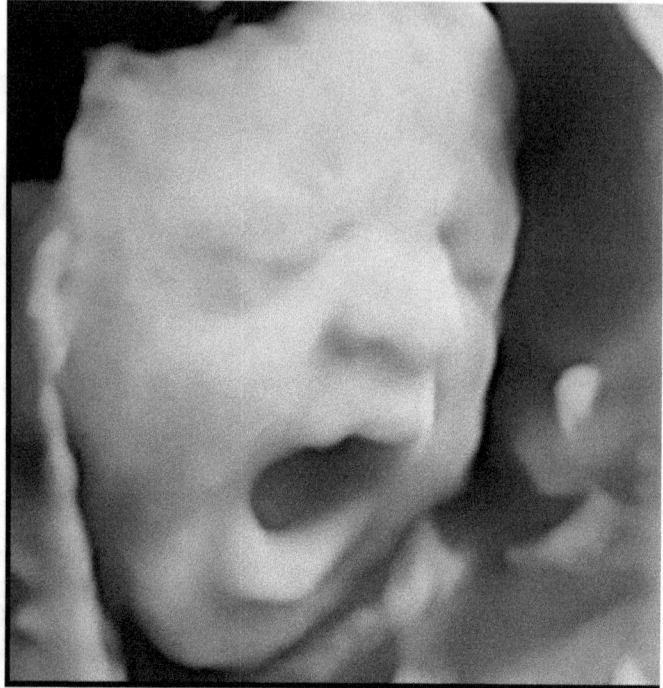

Figura 35. Eco 3D HD live. Bebé bostezando.

CAMBIOS MATERNOS:

El útero llega hasta 14 cm por encima del ombligo y esto hace que los órganos intestinales (intestino, hígado, bazo, etc.) se desplacen hacia arriba y puedas notar dolor, presión y escozor a nivel costal. Este cuadro se llama "neuritis del intercostal" y se debe a la inflamación de los nervios que se encuentran entre las costillas. Una manta eléctrica a ese nivel puede aliviarte, así como levantar el brazo del lado afectado.

Además, debido al desplazamiento de los órganos intestinales hacia el diafragma, la respiración puede hacerse más costosa. Notarás que respiras más rápido y de forma poco profunda y hasta a veces sientes sensación de ahogo o mareo. Sin embargo, esto no quiere decir que el niño reciba menos oxígeno. Tienes que intentar dormir con un par de almohadas, sentarte erguida y evitar el acumulo de gases en el intestino.

CAMBIOS FETALES:

Tu hijo ya pesa unos 2200 gramos y mide un total de 44cm. Ya empieza a moverse menos porque su tamaño es mayor y el espacio del que dispone es menor dentro del útero. Aunque las patadas y movimientos de las manos las seguirás notando bastante.

LA CONSULTA PRENATAL:

Muchos centros realizan la ecografía del tercer trimestre en la semana 34, y esta es la última ecografía que se te realizará en el embarazo. Es fundamental para valorar el correcto crecimiento fetal, la cantidad de líquido amniótico y el grado de la placenta y el Doppler Materno fetal. Se observan además, signos de madurez fetal, como las asas intestinales, y estructuras de la cabeza como las circunvoluciones del cerebro.

LA TRIGÉSIMA QUINTA SEMANA

Ahora tu bebé pesa 2.400 gramos y mide unos 46 cms., Si es gordito/a ya pueden verse los rollitos en su abdomen y a veces en brazos y piernas. Ya la cabeza tiene un peso que hace que la mayoría de los fetos se pongan cabeza abajo es decir en posición cefálica.

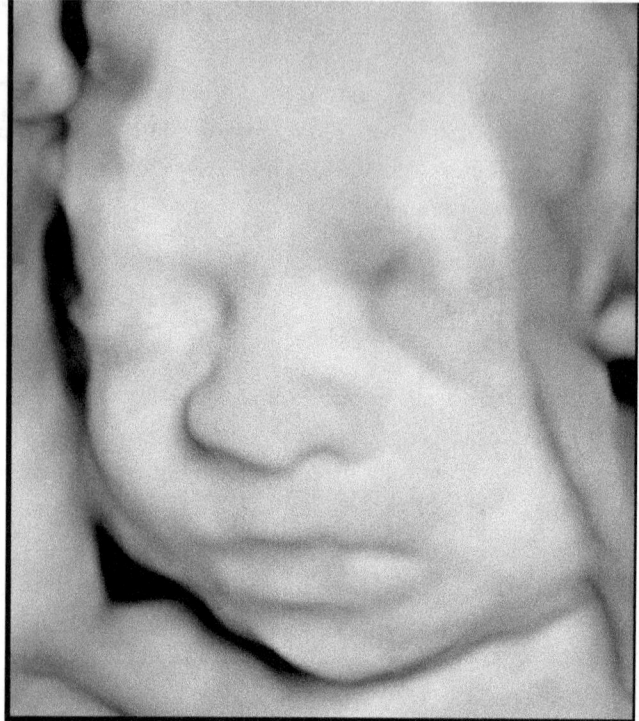

Figura 35: Ecografía 3D. Gestación de 35 semanas.

CAMBIOS MATERNOS:

A partir de la semana 35 de embarazo, puedes notar mucha presión a nivel de la pelvis porque el feto está empezando a introducirse en el canal del parto entre los huesos pélvicos. Esto a veces te impide caminar e incluso te produce calambres y molestias en la vagina. Los genitales pueden inflamarse y los notas aumentados de tamaño. Estas molestias pélvicas no las debes confundir con las contracciones ya que están muy localizadas y se deben al encajamiento del feto.

CAMBIOS FETALES:

En la semana 35 de embarazo el bebé pesa unos 2500 gramos y mide 45cm. Se aprecian los movimientos respiratorios, que son progresivamente más rítmicos desde la semana 20. En el caso de que se produjese el parto antes de la semana 34-35, el recién nacido tiene un alto riesgo de tener una enfermedad de membrana hialina o síndrome de dificultad respiratoria neonatal debido a la inmadurez pulmonar. Esta enfermedad, responsable de un alto número de complicaciones y muertes neonatales, puede evitarse mediante la aceleración de la maduración pulmonar con corticoides. Ante una amenaza de parto prematuro, deben administrar corticoides.

LA CONSULTA PRENATAL:

Es el momento de hacerte el cultivo recto-vaginal. Se te toman unas muestras con unas torundas de la entrada de la vagina (llamado introito vaginal) y del recto (a través del ano). Esta prueba sirve para descartar la presencia del germen Streptococo Beta hemolítico, que forma parte de la flora vaginal de muchas mujeres sin causarles ningún tipo de síntoma ni signo (picor, escozor o aumento de flujo). Pero si el bebé entra en contacto con el Streptococo en el momento del parto, puede infectarse y tener una sepsis o una meningitis. Por eso es importante detectar qué mujeres son portadoras de este germen para ponerles un antibiótico intravenoso en el momento del parto, a ser posible antes de la rotura de la bolsa amniótica.

LA TRIGÉSIMA SEXTA SEMANA

Tu bebé mide 46 cms., y pesa 2.600 gramos. Los movimientos que hace son menos intensos debido a la reducción normal de líquido amniótico y al menor espacio disponible.

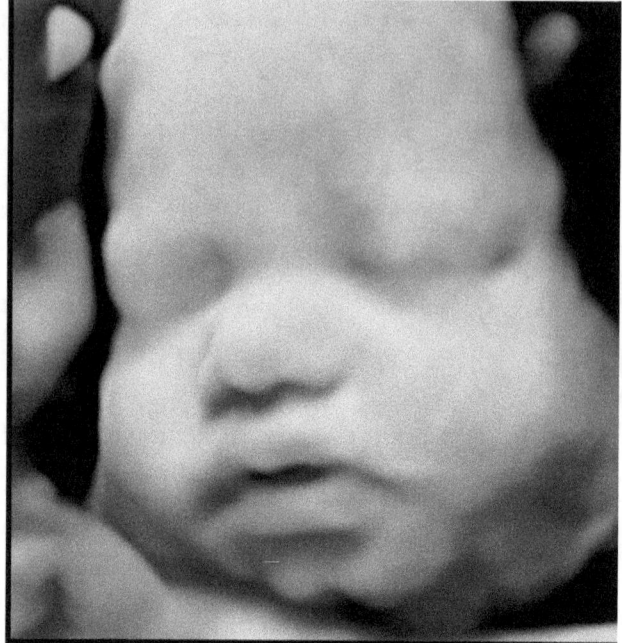

Figura 36. Eco 3D. Gestación de 36 semanas.

CAMBIOS MATERNOS:

Notarás el abdomen más bajo debido al encajamiento del feto en la pelvis y probablemente empiecen a disminuir los dolores costales.

Puedes notar que se endurece tu abdomen de forma irregular, sobre todo cuando caminas o subes escaleras. Son las falsas contracciones o contracciones de Braxton Hicks. No las debes confundir con las contracciones del parto porque las contracciones de Braxton Hicks no son rítmicas, ni regulares, ni van aumentando de intensidad ni son dolorosas. Puedes notar molestias en diferentes partes del abdomen, en las ingles o en la espalda.

CAMBIOS FETALES:

En la semana 36 de embarazo el bebé pesa unos 2750 gramos y mide 46cm. Sigue creciendo y ganando peso. Su proceso de madurez neurológica continúa. En la semana 36 todavía se le considera un feto prematuro.

LA CONSULTA PRENATAL:

Si refieres contracciones, aunque estas sean del tipo de Braxton-Hicks, habría que hacerte una exploración cervical para ver las características de tu cuello del útero. No sólo se valora la dilatación del cérvix, sino también la consistencia (duro o blando), la posición (posterior o centrado) y el borramiento cervical. El borramiento cervical valora el grado de acortamiento del cuello y suele producirse antes que la dilatación (sobre todo en gestantes primíparas). En embarazadas con partos previos, el cervix se queda muy engrosado, por lo que su borramiento se produce al mismo tiempo que la dilatación. Se dice que un cuello está sin modificar cuando está posterior, duro, cerrado y largo. A medida que el cuello se va modificando, se va ablandando, acortando, centrando y abriendo.

CONOCE LOS SÍNTOMAS DEL PARTO INMINENTE

Señales tempranas de parto podrían incluir frecuentes contracciones Braxton Hicks, o una presión en la zona pélvica. Como comienza un parto real, las contracciones son más regulares y enérgicas, el cérvix comienza a hacerse más delgado (se denomina borramiento del cuello del útero) y abrirse (denominado dilatación) Un tapón mucoso comienza a emerger como una sustancia gelatinosa densa a menudo manchada de sangre. Denominado show sangriento generalmente ocurre cuando el parto es inminente dentro de las próximas horas o días. En algunos, pero no en todos los casos, el parto está asociado con la pérdida del líquido amniótico, denominado romper aguas. No es frecuente que todos los síntomas ocurran como se predice, por ello asegúrate que tienes un plan y hazle saber a tu obstetra si tienes cualquiera de estos síntomas. El 10% de mujeres podrían tener su ruptura de aguas sin experimentar contracciones de antemano. Si experimentas pérdida de fluidos, hazle saber a tu obstetra inmediatamente, incluso si no tienes contracciones.

¿CÓMO SABER CUANDO TIENE UNA CONTRACCION?

Normalmente las contracciones de Braxton Hicks son espaciadas y en ningún momento te deben generar dolor fuerte. Cuando se presenta una contracción, sientes que la barriga se te pone dura, de tal manera que no puedes hundir los dedos en la misma. Si estas contracciones son cada vez más fuertes y más seguidas, se asocian a sensación de disconfort o dolor a nivel de la espalda y/o del vientre y se acompañan o no de pérdida de líquido a través de tus partes íntimas, debes notificar de inmediato a tu obstetra porque se trata de contracciones de verdadero trabajo de parto.

¿CÓMO SABER CUANDO TIENE ROTAS LAS BQLSAS O ESTÁ PERDIENDO LIQUIDO AMNIOTICO?

Cuando tienes una fisura de membranas las cantidades de liquido perdidas son mínimas, y a veces, intermitentes y el líquido huele parecido al cloro. Cuando ha ocurrido una ruptura franca de las membranas el liquido que sale te moja las piernas. De cualquier manera, si ocurre cualquiera de las dos es imprescindible que te comuniques urgentemente con tu obstetra, quien deberá descartar que tengas una Ruptura Prematura de membranas y tomar las medidas necesarias para que tu bebé nazca en las mejores condiciones.

Si estas comenzando a entrar en la etapa pre-parto anterior a la semana 37 y tu cérvix no se ha dilatado mucho y el feto está sano, tu médico podría elegir dispensarte un medicamento para retrasar el proceso denominado tocolítico. En algunos casos, este tendría la ventaja de dar a tu bebé más tiempo para desarrollarse y preparar sus pulmones para el nacimiento. Estos medicamentos incluyen bloqueadores de canales de calcio o inhibidores de oxitocina. Los riesgos y beneficios de tomar tocolíticos deberán ser cuidadosamente estudiados por tu obstetra. El curso de los esteroides para ayudar a acelerar la maduración del pulmón del feto, se da generalmente en la semana 34, lo cual es importante para el bebé e implica muy poco riesgo para ti.

POSICIÓN FETAL

La posición del bebé en el útero en el momento del nacimiento se denomina presentación o posición fetal. El 97% de los bebés que nacen en la deseada posición cabeza abajo (cefálica o de vértice). Pero otras veces la posición fetal no es la común, a veces el bebé viene en posición de nalga o de pies, lo cual se llama posición de nalgas. Factores de riesgo para la posición de Nalgas incluyen parto prematuro, gemelos o mellizos, fibroma, placenta previa o una historia anterior de posición de nalgas. Tu obstetra podría intentar colocar el bebé manualmente (un procedimiento conocido como: versión cefálica externa (VCE). Si el bebé persiste en posición de nalgas y la VCE ha fallado, sería necesario planificar la cesárea.

LACTANCIA MATERNA

Durante el tercer trimestre podrás notar una fina sustancia lechosa comenzará a resbalar de tus pezones. llamada Calostro, esta leche temprana es rica en proteínas y en anticuerpos. Después de unos cuantos días de lactancia materna, la consistencia de la leche podrá cambiar a más azucarada y rica en grasa, en un balance perfecto para las necesidades de tu bebé. Cada día se conocen más beneficios sobre la lactancia materna, a pesar de que puede ser complicado para muchas mujeres.

¿ES NECESARIA LA PRUEBA DE DESCARTE DE ESTREPTOCOCO BETA HEMOLÍTICO?

Es absolutamente necesario. Existe un germen que algunas mujeres pueden portar en sus vaginas sin dar ningún tipo de sintomatología: es el Streptococo del grupo B que si bien no daña a la mujer en el embarazo puede provocar:

1.- Infecciones fulminantes en el bebé conocidas como Sepsis que puede contraer durante su pasaje a través del canal del parto y que le ocasiona el ingreso a terapia intensiva y la muerte en pocas horas después de nacer en un alto porcentaje de casos.

2.- Infecciones en el útero de la mujer, en el postparto, conocidas como Endometritis que son causa de hospitalizaciones prolongadas por la necesidad de antibióticos para poder erradicar el germen. Si se hace el cultivo antes del nacimiento y se hace un diagnóstico positivo se puede instaurar el tratamiento adecuado de tal manera que se protege la vida y la salud del bebé y de la madre (definitivamente, aquí aplica también el que es preferible y más barato prevenir que lamentar).

NOTAS

Mi Foto

CAPITULO 10

SEMANAS: 37 A 40

LA TRIGÉSIMA SÉPTIMA SEMANA

Ya casi llegamos al final de este viaje. Tu bebé pesa unos 2.800 gramos y mide unos 48 cms., Ya practica frecuentemente movimientos respiratorios para cuando llegue el día del nacimiento.

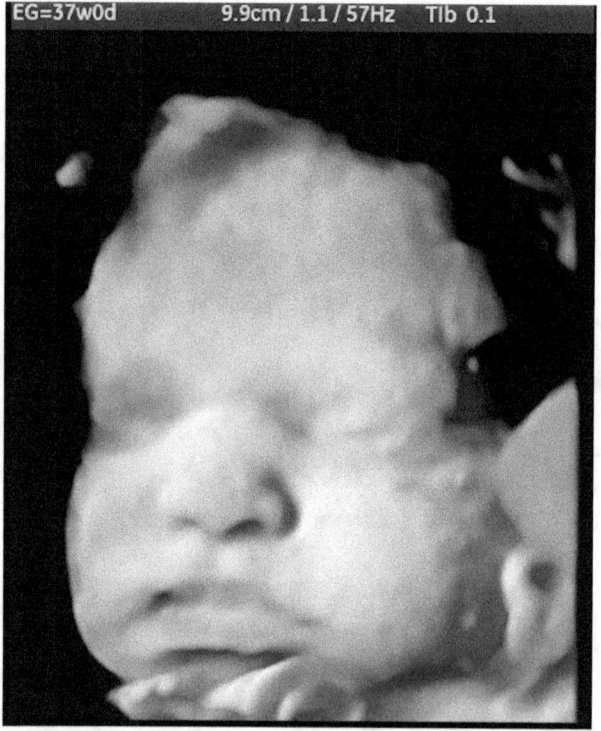

Figura 37: Eco 3D de un feto de 37 semanas de gestación.

CAMBIOS MATERNOS:

En ocasiones durante la semana 37 de embarazo , puede aparecer un pequeño manchado o hebras de sangre en la pantaleta. Es lo que se llama en inglés "bloody show" y que denominamos "sangrado cervical". Se produce cuando el cuello del útero empieza a dilatarse debido al inicio de las contracciones. A veces aparece después de una exploración por parte del obstetra. El manchado es escaso. Por eso, no debes alarmarte, ya que en caso de sangrado abundante similar o mayor a una regla, deberías acudir a emergencia, porque la causa del sangrado puede ser otra a la referida.

Al mismo tiempo de este pequeño manchado, y debido también al inicio de la dilatación cervical, puede producirse la expulsión del tapón mucoso, que es una secreción pegajosa transparente o de color marrón. No debes confundirlo con la rotura de la bolsa amniótica, ya que el moco cervical no tiene la misma consistencia del líquido amniótico. El hecho de expulsar el tapón mucoso no indica que se vaya a desencadenar el parto inmediatamente. Puede todavía tardar varios días.

CAMBIOS FETALES:

En la semana 37 de embarazo el feto pesa 2900 gramos y mide 47cm. La cabeza del bebé está ya encajada en el canal del parto entre los huesos de la pelvis. Aproximadamente un 3% de los fetos en lugar de la cabeza, introducen las nalgas o los pies en el canal del parto y es la llamada "presentación podálica". A estas alturas de la gestación es muy difícil que el feto colocado de nalgas se de la vuelta, por lo que sería indicación para realizar una cesárea.

LA CONSULTA PRENATAL:

Te entregarán el resultado del cultivo recto vaginal.
Si refieres contracciones te realizarán una exploración cervical para ver las características del cérvix uterino y su grado de dilatación. Esta exploración, también le sirve al obstetra para hacer un examen pélvico y evaluar las características del canal del parto.

LA TRIGÉSIMA OCTAVA SEMANA

Tu nené pesa unos 3 kilogramos y mide unos 49 a 50 cms., En esta etapa el 80 a 90 % de los bebés tienen madurez pulmonar. Es decir, que el recién nacido es capaz de adaptarse a la vida extrauterina sin problemas respiratorios. Esta madurez pulmonar está relacionada con la presencia de surfactante pulmonar, que es un líquido jabonoso secretado en los alvéolos y permite que éstos se distiendan. Además del surfactante pulmonar, en estas semanas de gestación el pulmón ya ha alcanzado el desarrollo adecuado de sus alvéolos y la pared torácica también está formada. A partir de este momento ya no es un niño prematuro, ya que la prematuridad y el parto pretérmino se consideran por debajo de la semana 38.

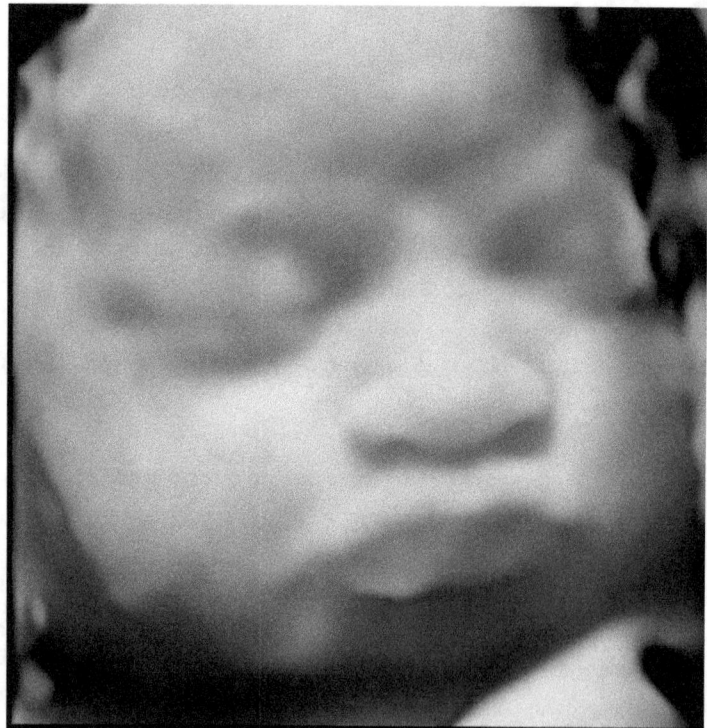

Figura 38. Eco 3D HDlive. Gestación de 38 semanas.

CAMBIOS MATERNOS:

Notarás el abdomen más bajo y tu dolor costal se transformará en dolor púbico. Esto indica que tu hijo se está encajando. Desde el ombligo hasta el fondo uterino hay unos 16 centímetros. Está más cansada. Te encuentras muy pesada y cada vez duermes peor. Tus tensiones no deben superar 140mmHg de máxima y 90mmHg de mínima.

CAMBIOS FETALES:

En la semana 38 de embarazo el bebé pesa unos 3 kilos y mide 47 centímetros.

LA CONSULTA PRENATAL:

Te harán una exploración para ver la dilatación del cuello y su grado de borramiento. Si existe dilatación cervical, te realizarán una amnioscopia para ver el color del líquido amniótico. Este debe ser transparente. Si es verde o marrón se llama meconio e indica que el bebé puede estar pasándolo mal dentro de la madre, por lo que habría que ponerte de parto. La amnioscopia consiste en introducir un tubo por la vagina hasta el cérvix uterino y mediante una luz fría visualizar la bolsa amniótica. Es conveniente que sepas que la amnioscopia no se realiza de rutina en todos los países. En el caso de que refieras contracciones te realizarán el primer monitoreo o registro cardiotocográfico.

LA TRIGÉSIMA NOVENA SEMANA

Ya tu bebé pesa 3.200 gramos y mide unos 50 cms., Todos los órganos de bebé están desarrollados completamente y el 100% tienen los pulmones maduros.

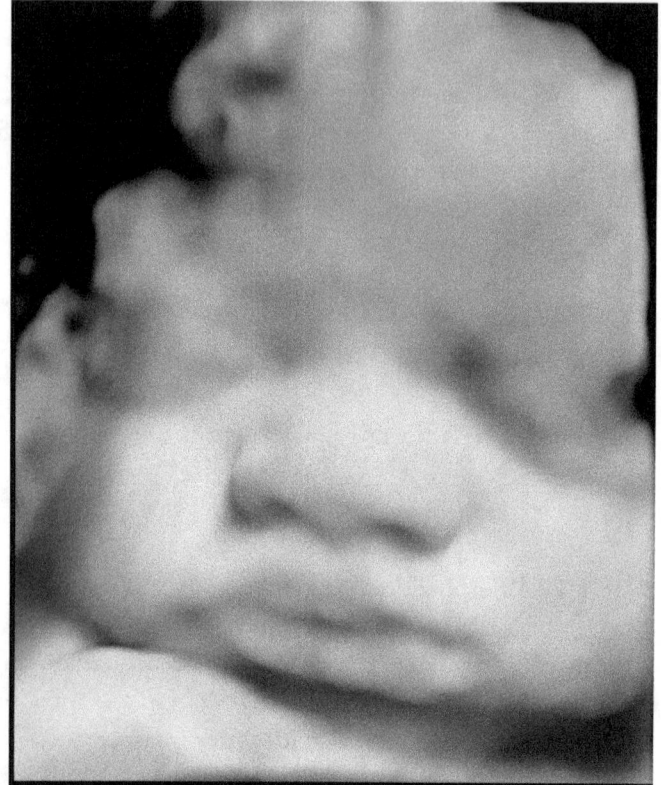

Figura 39. Eco 3D HDlive. Embarazo de 39 semanas.

CAMBIOS MATERNOS:

Estás muy pesada y te cuesta caminar, vestirte y realizar las tareas cotidianas tanto fuera como dentro de casa. La distancia entre la sínfisis del pubis y el fondo uterino es de 36 a 40 centímetros. El peso total que debes haber ganado hasta este momento es entre 11 y 15 kilos.

CAMBIOS FETALES:

En la semana 39 de embarazo el bebé pesa unos 3250 gramos y mide unos 46 centímetros. Ya cada vez tiene menos espacio para moverse dentro del útero. Ya están maduros todos los órganos y en cualquier momento puede producirse el parto.

LA CONSULTA PRENATAL:

Si refieres contracciones (también llamada dinámica uterina) te realizarán una monitorización o monitoreo. La monitorización, no sólo sirve para ver la existencia de contracciones, sino que es un método de control de bienestar fetal. Se colocan unas cintas alrededor del abdomen, que a su vez se conectan a un monitor. En un papel se va imprimiendo una gráfica que indica en la parte superior el estado del feto, y en la inferior la dinámica uterina. Se recomienda realizar la monitoreo fetal en un embarazo normal en la semana 38 a 40.

LA CUADRAGÉSIMA SEMANA

Llegaste al final del Viaje, ¡Felicidades! Tu nené pesa entre 3 y 4 kgs, los varones pesan un poco más que las hembras. Ya solo queda esperar.........

CAMBIOS MATERNOS:

En la semana 40 de embarazo, puedes empezar a notar cada vez más contracciones. Si estas son rítmicas, cada 5 minutos y duran más de un hora, deberás acudir a emergencia. Las contracciones de parto empiezan en la región más alta del útero y van bajando hasta el pubis. El hecho de que sean o no dolorosas depende de cada gestante. Por supuesto aunque las contracciones no sean muy seguidas pero notas un intenso dolor, acude también a emergencia.

Otros motivos de acudir a emergencia son el sangrado mayor o igual a una regla y la rotura de bolsa. Debes saber que no siempre que se rompe la bolsa de líquido amniótico la salida de líquido es abundante. Puede producirse una rotura alta o una fisura y la pérdida de líquido se producirá en pequeñas cantidades, aunque a veces notes fluir líquido también por los muslos. Es importante que sepas que al final del embarazo suele haber pérdidas de orina que no debes confundir con la rotura de bolsa, ya que la orina suele dejar un cerco amarillo cuando se seca sobre la pantaleta.

CAMBIOS FETALES:

En la semana 40 de embarazo el bebé pesa aproximadamente 3400 gramos y mide unos 48 centímetros. Ya hemos dicho que cada vez se mueve menos aunque sigues notando sus patadas. Es importante que sepas que si llevas más de una hora sin notar que se mueve dentro, le estimules golpeando tu abdomen suavemente para despertarle, bebiendo un jugo o algo dulce como una galleta. El aporte de glucosa hará que el bebé empiece a moverse. Si pese a estas recomendaciones, pasado un rato sigues sin notarle dentro, acude a emergencia.

LA CONSULTA PRENATAL:

Se realiza la primera monitorización fetal o también llamado test basal a todas las gestantes de bajo riesgo. La monitorización fetal es un método sencillo, fácil de realizar, no invasivo e inocuo tanto para la madre como para el feto. No debes acudir en ayunas a realizarte esta prueba y debes indicar si te está tomando alguna medicación que pueda repercutir sobre el feto. La variables estudiadas son: la frecuencia cardiaca fetal, la variabilidad de la frecuencia cardiaca, la presencia de ascensos o de desaceleraciones. Esta prueba se clasifica en reactiva o no reactiva. En el caso de que el test basal no sea reactivo, es motivo de ingreso para repetirlo o finalizar la gestación. Si en el test se observan signos de pérdida de bienestar fetal o que tu bebé pueda empezar a sufrir, te ingresarán para finalizar el embarazo, bien induciéndote el parto o realizándote una cesárea, dependiendo del grado de afectación que valore el ginecólogo que existe. Se te explorará para ver cómo va modificándose el cuello. Si estás muy dilatada te dejarán ingresada en el hospital o clínica. Es el momento de programar una cesárea en los casos en los que el feto se ha colocado de nalgas o transversal, no presentes dilatado el cuello y tienes una cesárea previa, o cualquier otro motivo que contraindique el parto vaginal, bien por motivos maternos como fetales.

¿SUPERASTE LAS 40 SEMANAS?

¡ULTIMO MES! TERMINÓ LA ESPERA

Ahora que tu embarazo se considera a término, significa que tu bebé está completamente desarrollado, puede ser un momento adecuado para revisar tu plan de parto y asegurarte que tienes lo que necesitas durante y tras el parto. Revisa la lista de objetos que tienes en la bolsa que llevarás al hospital y considera realizar un viaje de práctica al mismo. Sabiendo donde aparcar tu vehículo, y que entrada al mismo usarás para reducir la posible ansiedad que pudiera surgir. Si aún no lo has hecho, ahora sería un momento excelente para decidir el pediatra que necesitarás para tu bebé apenas unos pocos días tras el parto.

Con tu plan de parto, tu maleta lista y la habitación del bebé preparadas, este podría ser un período excelente para conseguir algo de descanso. Salir con tu pareja, dormir la siesta, caminar por el parque e ir a ver una película. Tendrás menos tiempo de hacerlo una vez que llegue tu bebé. También es importante comer bien y conseguir un buen descanso para preparar tu cuerpo a las demandas físicas del parto.

CAMBIOS MATERNOS:

En muy pocas ocasiones el embarazo puede prolongarse más allá de las 40 semanas, con el advenimiento de las técnicas de fertilidad, contaje hormonal, ecografía de alta resolución ha disminuido lo que se llama embarazo cronológicamente prolongado. Es más común en centros hospitalarios públicos que en centros privados.

Probablemente estarás, además de cansada, nerviosa porque ya ha pasado la fecha probable del parto, que es cuando se cumple la semana 40. Debes saber que si todo transcurre bien, se contempla esperar hasta la semana 41+3 días o hasta la semana 42, dependiendo de los centros. A partir de este momento ya se considera un embarazo cronológicamente prolongado y es motivo de inducir el parto. No desesperes e intenta tener una actitud positiva, porque después de nueve meses, tan sólo vas a tener que esperar unos días más.

CAMBIOS FETALES:

Tu hijo pesa unos 3500 gramos y mide unos 50 centímetros. Ha disminuido la movilidad.

LA CONSULTA PRENATAL:

Algunas gestantes tienen un fallo en el mecanismo de la puesta en marcha del parto. Por eso, tras realizarle en las semanas previas los registros y exploraciones ya comentados, si llegada la semana 41+3 o 42 no te has puesto de parto espontáneamente, te ingresarán para inducírtelo, ya que se considera que a partir de este momento, son muchas las complicaciones fetales, generalmente derivadas de una insuficiencia de la placenta que ya no es capaz de alimentar al feto.

Tras el ingreso, se te realizará un registro, un electrocardiograma y una exploración obstétrica. Si todas estas pruebas son normales, te pondrán una medicación de prostaglandinas en el fondo de la vagina para madurar el cuello . Esta medicación se administra en forma de gel o en forma de tabletas cerca del cuello uterino. A la media hora de la administración de prostaglandinas te harán un registro, y a las seis horas, te repetirán el registro y te harán una exploración. Si el cuello se ha dilatado o acortado, te pasarán a dilatar. Si no, esperarán unas horas más para que la dilatación se inicie con el mejor cuello posible. Si al ingreso tienes contracciones o el cuello dilatado, te pasarán directamente a la sala de preparto.

INDUCCION DEL PARTO

Una vez alcanzados los días finales de tu embarazo, tu obstetra podría sugerir unas cuantas medidas simples de acelerar el parto, tales como caminar o hacer el amor. Si hay evidencia de cualquier sufrimiento fetal, o las membranas se han roto prematuramente, o tú has alcanzado 40 semanas + 10 días de gestación, tu médico podrá utilizar unos medicamentos que inducen el parto. En este caso, oxitocina sintética (también denominada Sintocínon®) podría administrarse por vía intravenosa. Oxitocina es la hormona que estimula al útero a contraerse. O también podrías tomar una sustancia que ayuda a la maduración cervical, tal como la prostaglandina, claro está, bajo estricta supervisión y control de tu obstetra.

ANESTESIA EPIDURAL

Hay un número de métodos que ayudan a reducir el dolor durante el parto, desde ejercicios para controlar la respiración, a parto en agua o el uso de anestesia local o general. El más famoso método de aliviar el dolor en el hospital es utilizar una anestesia epidural. Este es un tipo de alivio del dolor regional. La sedación endovenosa también sería una opción para algunas mujeres. La epidural consiste en colocar un catéter pequeño en la membrana que rodea la columna vertebral, localizada en la parte baja de la espalda donde será administrado el anestésico. El proceso dura aproximadamente 15 a 30 minutos y generalmente es bien tolerado. Los efectos secundarios a veces ocurren e incluyen dolor de cabeza, disminuye la capacidad de empuje y la presión sanguínea, escalofríos, náuseas y no es común pero también pueden aparecer infecciones.

EPISIOTOMÍA

En cierto casos de parto complicado, tu obstetra podría preocuparse sobre un exceso de desgarro vaginal, o perineal o un trama al neonato, la Episiotomía podría realizarse. Tras administrar un anestésico local, tu obstetra podrá hacer una incisión en el extremo de la vagina para abrirla, abre el área para acomodar mejor la cabeza del bebé. Habla con tu Obstetra si tienes preguntas o una opinión sobre la técnica. Algunas otras técnicas reducen la posibilidad de realizar episiotomía tales como masaje perineal, dilatadores, lubricantes y parto en el agua.

CESARÉA

La Cesárea es una cirugía mayor que se realiza a través de una incisión transversal en la parte baja de tu abdomen, sobre tu pubis. Las causas o Indicaciones de la Cesárea son muchas y te voy a enumerar las más comunes:

Indicaciones Maternas:
-Historia de infertilidad o de múltiples abortos
-Antecedentes de perineoplastias
-Enfermedad cardíaca severa
-Cesárea anterior y feto voluminoso o en podálica
-2 Cesáreas anteriores
-Estrechez Pélvica
-Eclampsia
-Falla de progresión del parto
-Herpes genital activo
-Trastornos neurológicos

Indicaciones Fetales:
-Desproporción feto-pélvica
-Presentaciones anormales
-Feto macrosómico
-Sufrimiento fetal

Indicaciones Ovulares:
-Placenta Previa Centro-oclusiva
-Ruptura prematura de membranas
-Desprendimiento prematuro de placenta
-Procidencia de cordón

NOTAS

Mi Foto

CAPITULO 11
CUARENTENA O PUERPERIO

CAMBIOS MATERNOS:

Reducirás tu peso entre 6 y 10 kgs aproximadamente. (Solo entre el bebé, placenta y líquido perderás más e 5 kg). Es probable que tengas hinchazón en los pies y tobillos por uno 10 días.

LA CONSULTA POST NATAL:

Se enfocará en el retiro de sutura (si te realizaron una cesárea con material no absorbible), la medición de tu peso y presión arterial y es posible que te realicen un exploración rápida ecográfica de tu abdomen ya con tu matriz o utero vacío.

Es el período de post parto y va desde el alumbramiento (expulsión de la placenta) hasta las seis semanas post parto y durante este tiempo tu cuerpo se recuperará de los cambios que ocurrieron durante los 9 meses previos.

POST PARTO INMEDIATO

Dependiendo si tu bebé nació por Vía Vaginal (parto) o por Cesárea podrás realizar algunas labores y otra deberán esperar un poco. Vamos a enumerarlas.

Caminar: Siempre y cuando no tengas alguna contraindicación que tu obstetra haya evidenciado, podrás caminar inmediatamente si tuviste un parto vaginal y a las 4 horas del post operatorio si te realizaron cesárea. Esto es muy importante ya que el caminar estimula tus intestinos (que no se mueven casi como resultado la intervención) a que empiecen a contraerse, esto se llama peristaltismo y es importante que suceda para evitar la acumulación de gases en tu abdomen. Siempre deberás estar acompañada de algún familiar o enfermera cuando intentes caminar después de una cesárea como medida preventiva en caso de que se te presenten mareos.

Ingerir alimentos: Siempre y cuando no tengas alguna contraindicación que tu obstetra haya evidenciado, podrás ingerir alimentos semisólidos inmediatamente después del parto o a las 4 - 6 horas post cesárea.

Bañarse o ducharse: Siempre y cuando no tengas alguna contraindicación que tu obstetra haya evidenciado, podrás ducharte inmediatamente si tuviste un parto vaginal o cuando ya puedas caminar si tuviste una cesárea. Te puedes lavar el cabello también. La temperatura del agua preferiblemente no debe ser muy caliente ya que puede favorecer que te baje la tensión arterial y tengas mareos o incluso desmayos.

CONTRACCIONES UTERINAS POST PARTO

Le presencia de dolor en el vientre o bajo abdomen en el post parto y los 3 o 4 días siguientes al mismo es debida a las contracciones uterinas que se producen como consecuencia de la estimulación de la musculatura uterina por parte de la oxitocina producida por tu hipófisis como consecuencia de la estimulación de tus pezones por la succión del recién nacido. La succión también estimula la secreción de leche así como también algunos medicamentos antieméticos tienen ese efecto.

CONSULTA DE CONTROL

Si tuviste un parto normal, vía vaginal sin complicaciones lo más probable es que tu obstetra te dé una cita para el final del puerperio, es decir seis semanas post parto, para hacerte un chequeo y tomar medidas anticoncepcionales si lo deseas. Si por el contrario te realizaron una cesárea tu obstetra te verá en 8 a 10 días para retirarte los puntos de piel (si usó sutura no absorbible) y te dará una cita para cuando cumplas las seis semanas post parto.

¿CUÁNTO TIEMPO DESPUÉS DEL PARTO, PUEDO COMENZAR A TENER RELACIONES SEXUALES?

Si tu parto fue vaginal probablemente tienes una herida llamada episiorrafia que se practica para ampliar el conducto de salida, en el momento de la expulsión del bebé. El tipo de suturas empleadas para suturar o cerrar dicha herida demoran, en promedio un mes para absorberse. Debido a ello es recomendable que después de un parto vaginal esperes mínimo un mes para iniciar tus relaciones sexuales (aunque a veces es suficiente un periodo de espera de dos semanas, dependiendo de la cantidad de sangrado vaginal que presentes). En el caso de la cesárea no existe esta herida y se acepta que las relaciones sexuales pueden reanudarse tan pronto como a los 14 a 28 días del post parto. En cualquier caso es importante que tengas presente que así como la masiva cantidad de hormonas que se generaron durante el embarazo fueron las responsables de todos los cambios experimentaste, después del parto ocurre que una disminución brusca de los niveles hormonales que es responsable de que sientas una disminución del deseo sexual y dificultades en la lubricación vaginal que ameritan explotar mejor y por más tiempo la fase de excitación (para lo cual debes comunicarte y expresarte abiertamente con tu pareja) y apelar al uso de lubricantes vaginales. Es importante aceptar (tanto para ti como para tu pareja) que puedes experimentar una disminución del deseo sexual que seguramente está condicionada por la fatiga y el sueño interrumpido (característicos de la crianza del nuevo bebé), la depresión que es muy frecuente experimentar en este momento, los sentimientos negativos sobre tu figura física, el temor a la sensibilidad en la herida vaginal o uterina y la congestión mamaria.

REANUDAR EJERCICIOS

La sutura de una incisión como la que habitualmente se utiliza en una Cesárea se demora entre 45 y 60 días en absorberse. Por lo tanto, los intentos de llevar a cabo cualquier tipo de ejercicio antes de ese período es poco aconsejable (excepto caminar) debido a la posibilidad de la aparición de eventraciones (Especie de hernia en la herida operatoria). Existen condiciones de base que retardan la cicatrización tales como padecer de diabetes, enfermedades del colágeno (por ejemplo en Lupus), la medicación con esteroides de larga data, la Obesidad, etc, pueden prolongar o retardar los tiempos de cicatrización,   De cualquier manera, cada caso debe ser y discutido directamente con tu Obstetra.

SILLAS DE BEBE PARA EL AUTOMOVIL

Es esencial la compra de una sillita o asiento de bebé para tu automóvil. Es ilegal y peligroso transportar a un bebé o niño en un automóvil sin el uso de una sillita adecuada para el automóvil. Hay un número de de sillas de calidad. Algunos son móviles por tanto lo puedes usar como una sillita para transportar el bebé. Los infantes deben estar en el asiento trasero. Asegúrate de leer las instrucciones para comprobar que es lo suficientemente seguro.

MODIFICACIONES EN TUS GLANDULAS MAMARIAS

Entre el primer y 3 día de puerperio tus mamas sufrirán un proceso de distensión brusca por el advenimiento de la secreción láctea, serán más sensibles e incluso puedes tener un aumento de temperatura corporal de hasta 38,5 grados centígrados que cederá espontáneamente en menos de 12 horas.

LACTANCIA MATERNA

Este tópico por sí solo puede generar la necesidad de hacer un libro sobre él. De tal manera que nunca será suficiente el énfasis que se le dé a la lactancia materna y su importancia. Sólo por nombrar algunas ventajas te las voy a enumerar:
1.- El calostro que es la primera secreción láctea que vas a producir es rica en inmunoglobulinas es decir anticuerpos que ayudarán a tu bebé a prevenir algunas infecciones.
2.- Es una leche que está siempre a la temperatura adecuada.
3.-NO existe contraindicación para la lactancia materna exceptuando uso de medicamentos contra el cáncer, tuberculosis y unas pocas más.

4.- La leche materna está siempre libre de bacterias patógenas.

5.- Es GRATIS

6.- Está disponible a toda hora sin necesidad de calentar teteros, tetillas, mamilas, etc.

7.-El sonido de tus latidos cardíacos al amamantar a tu bebé le producen una sensación de calma como cuando estaba en tu abdomen.

8.- Tiene la cantidad de agua, proteínas, carbohidratos y grasas exacta para la especie humana.

EXTRACTOR DE LECHE

Si planificas la lactancia materna, podrás considerar comprar un extractor de leche. Los extractores oscilan desde simples aparatos manuales a dobles extractores portátiles y electrónicos más caros. Los extractores manuales cuan más baratos menos fáciles serán de utilizar a diario. El extractor permite almacenar la leche en el frigorífico o nevera y congelador de modo que habrá una reserva fresca para tu bebé. Esto puede ser muy útil cuando no estés disponible o estés en el trabajo o intentes recuperarte un poco durmiendo. Esto puede ayudar a estimular la producción de leche así como dar la oportunidad a tu pareja a participar con biberón de vuestro bebé en la alimentación.

TUVISTE UN VARONCITO?

La circuncisión no se ejerce rutinariamente en el mundo y las tasas de circuncisión han disminuido sobre los últimos 50 años. Actualmente sobre el 30% de los varones están circundados en todo el mundo, con la más alta frecuencia en las naciones judías, musulmanas y Estados Unidos. Las evidencias que apoyan el valor médico son limitadas. Sin embargo, algunos estudios muestran como la circuncisión podría ayudar a disminuir las enfermedades de transmisión sexual tales como VIH y/o de enfermedades infecciosas relacionadas con el tracto urinario del hombre. Sin embargo la principal razón para la circuncisión queda ligada a razones sociales y religiosas. Los colegios de Ginecólogos y Obstetras no recomiendan la circuncisión modo rutinario. Este procedimiento es realizado por un cirujano pediátrico.

DEPRESIÓN POST PARTO O PUERPERAL

Mientras que tener un bebé puede ser una de las experiencias más divertidas y placenteras en tu vida, algunas mujeres experimentan depresiones post parto. Debido a factores tales como el cansancio asociado con el parto, sueño ligero, cambios rápidos en niveles hormonales, y el estrés asociado a tener un niño/a, más del 80% de mujeres podrían experimentar alguna forma de melancolía de la maternidad de forma leve dentro de las cuatro primeras semanas tras el parto. Sin embargo, podría ser más severo en un 10-20% de los casos. Para los casos leves se recomienda descanso, ejercicio diario, y el apoyo de la familia lo cual podría ser muy beneficioso. También hay un número de medicamentos efectivos que se pueden usar, por ello habla con tu Obstetra si tienes síntomas. Algunos de los cuales podrían ser sueño ligero, extremo cansancio, llanto, tristeza, pérdida de peso o ganancia. Si experimentas pensamientos de suicidio llama inmediatamente a tu Obstetra.

ANTICONCEPCIÓN

Al finalizar el puerperio o cuarentena tendrás consulta con tu obstetra y con él discutirás cuál método de prevención de la natalidad utilizarás.

NOTAS

Mi Foto

CAPITULO 12
MITOS

Desde tiempos ancestrales se ha visto el embarazo como algo mágico, maravilloso, místico (y en verdad lo es). El uso por parte de la gente común de algunos mitos se han mantenido en el tiempo hasta nuestros días. En este capítulo les expondré algunos de los más comunes y sus causas científicas. (Bueno, la medicina es ciencia y arte y quién sabe tal vez un poco de mitología no viene mal...)

De que vuelan vuelan!!
Este es un capítulo que disfruté mucho escribir. Miles y miles de veces las pacientes me hacen preguntas sobre síntomas o asuntos que las abuelas, la familia o la gente en la calle les comenta algo y los futuros padres se mantienen preocupados hasta que acuden a la consulta.

MITOS

PACIENTE: Doctor, tengo mucha acidez, será que mi bebé tiene mucho cabello?
RESPUESTA: **FALSO**. La acidez no es producto de que tu bebé tengo mucho cabello, es producto de los cambios hormonales y anatómicos que se producen en tu cuerpo debido al embarazo.

PACIENTE: Doctor, es Verdad que los bebés varones se forman antes que las hembras?
RESPUESTA: **FALSO**. Tal vez este mito provenga de que es más fácil ver e identificar los órganos sexuales del feto durante el estudio ecosonográfico.

PACIENTE: Doctor, Bañarme en piscinas le puede hacer daño al bebé?
RESPUESTA: **FALSO**. No existe evidencia médica que lo indique, sin embargo es preferible evitar piscinas con olas por la posibilidad de golpearse el abdomen. Nada de saltos ornamentales ni clavados desde el

trampolín.

PACIENTE: Doctor, la vecina me dijo que el bebé es varón porque tengo la barriga muy redonda (existen otras versiones, como la barriga muy baja, muy alta, etc)
RESPUESTA: **FALSO**. La forma de su abdomen tiene que ver con la edad de embarazo, la posición y tamaño del bebé, si tiene poco o mucho líquido amniótico y la anatomía de la paciente.

PACIENTE: Doctor, es verdad que si no como lo que se me antoje mi bebé va a nacer con una mancha en la cara? (existen otras variantes, mancha en la frente, nalga, etc).
RESPUESTA: **FALSO**. Las manchas que aparecen en la piel de algunos bebés, no tienen que ver con los antojos maternos, si no con factores hereditarios.

PACIENTE: Doctor, es verdad que no debo pasar por el detector de metales en el aeropuerto ya que eso afecta a mi bebé?
RESPUESTA: **FALSO**. No existe evidencia médica que avale que los detectores de metales tengan efécto teratogénico (que produzca malformaciones).

PACIENTE: Doctor, es verdad que por la frecuencia de los latidos cardíacos se puede saber el sexo del bebé?
RESPUESTA: **FALSO**. La frecuencia cardíaca del bebé no tiene que ver con su sexo.

PACIENTE: Doctor, es verdad que debo esperar pasar mi cuarentena para lavarme el cabello o bañarme?
RESPUESTA: **FALSO**. Por lo que más quiera, mantenga su aseo personal tal cual lo ha hecho durante toda su vida, la buena higiene evitará infecciones puerperales o en la episiorrafia o en la cicatriz de la cesárea.

PACIENTE: Doctor, es verdad que si me asusto o tengo un sobresalto mi nené nacerá con un defecto cardíaco?
RESPUESTA: **FALSO**. El corazón fetal se desarrolla bien o mal independientemente de los cambios de humor o sobresaltos maternos.

PACIENTE: Doctor, es verdad que no debo planchar ni cocinar porque eso puede afectar a mi bebé?
RESPUESTA: **FALSO**. El bebé está protegido contra los cambios de temperatura con varias barreras, tu piel, tejido graso, músculos, utero o matriz y el líquido amniótico, el se mantendrá en los 37,5 grados no importa el calor o frío que haga. Obviamente usted debe mantener las medidas de siempre para no quemarse cocinando o planchando.

PACIENTE: Doctor, es verdad que no puedo sacar fotocopias en la oficina, porque la fotocopiadora le hace daño a mi bebé?
RESPUESTA: **FALSO**. No existe evidencia médica que diga que las fotocopiadoras afectan a dañan al feto. Sin embargo siempre es bueno ubicar la fotocopiadora en un lugar bien ventilado.

PACIENTE: Doctor, es verdad que hacerle varios estudios ecosonográficos al bebé le hace daño?
RESPUESTA: **FALSO**. No existe evidencia que demuestre que los estudios ecográficos le produzcan daño al feto. La ecografía desde los años 70, es decir en casi 50 años no ha aparecido evidencia.

PACIENTE: ¿Doctor, la vecina me dijo que tengo la barriga baja y que ya voy a parir, es verdad?
RESPUESTA: **FALSO**. La forma y altura de el abdomen depende de la edad de embarazo, posición fetal y tu pelvis. Lo que indica que tienes parto inminente son las contraciones uterinas

NOTAS

Mi Foto

CAPITULO 13
EMBARAZO DE ALTO RIESGO

Las causas o razones para catalogar tu embarazo como de Alto Riesgo serán enumeradas, clasificadas y explicadas en este capítulo.

No te angusties si tienes una o más causas, pero si esto ocurre recuerda que debes mantener un control prenatal **estricto** y hacerle caso a tu obstetra en **todo** lo que te indique.

Algunas causas pueden aparecer al final del embarazo como por ejemplo la preeclampsia y el feto grande (macrosómico).

EMBARAZO DE ALTO RIESGO

Solo enumeraré las más comunes

Para su mejor comprensión las clasificaré en:

Causas Maternas

Causas Fetales

Causas Ovulares

Usted se preguntará: Alto riesgo de que?: la respuesta es simple y no le va a gustar. Alto Riesgo desde de tener una complicación menor como un niño sano pero con bajo peso al nacer hasta la muerte de la madre y el feto. Acuda a su obstetra para que le informe más profundamente.

CAUSAS MATERNAS
Enfermedades
Médicas/Metabólicas/Endocrinológicas/Infecciosas
-Asma

-Diabetes

-Hipo e Hipertiroidismo

-Hipertensión Arterial y enfermedades cardiovasculares

-Obesidad

-Desnutrición

-Edad mayor de 35 años

-Edad menor de 15 años

-Paciente consumidora de drogas/cigarrillo/alcohol

-Patologías del Colágeno (Lupus)

-Trombosis Venosa

-Hepatitis

-Toxoplasmosis

-Rubéola

-Varicela

-Isoinmunización Rh.

Anomalías Anatómicas Uterinas

-Utero fibromatoso o Miomatosis

-Utero doble y sus variantes

-Cesáreas previas

CAUSAS FETALES

-Malposiciones Fetales (sentado, transverso)

-Feto macrosómico (muy grande y voluminoso)

-Antecedentes de feto malformado anterior

-Antecedentes de 2 o más abortos

-Diagnóstico de anomalía cardíaca fetal

-Malformación Fetal diagnosticada

-Restricción de crecimiento fetal (muy pequeño y delgado)

` -Gestación Múltiple (Gemelos, Trillizos, Cuatrillizos)

CAUSAS OVULARES

-Placenta Previa centro oclusiva

-Oligohidramnios (poco líquido amniótico)

-Polihidramnios (mucho líquido amniótico)

-Arteria umbilical única (normalmente son 2 arterias y una vena)

ACERCA DEL AUTOR

Dr. Francesco Contarin Chintemi.
Médico Especialista en Obstetricia y Ginecología
Ultrasonografista y Diagnóstico Prenatal